MEDICAL ENGLISH

READING

西安交通大学 XI'AN JIAOTONG UNIVERSITY 本科"十四五"规划教材

医学英语系列教材

医学英语阅读教程

·教师用书·

主编 范晓晖 张 鹏

编者 朱 元 彭凤玲 晏国利

主审 白永权 总主编 陈向京

U0250890

西安交通大学出版社
XI'AN JIAOTONG UNIVERSITY PRESS

Teacher's Book

图书在版编目（CIP）数据

医学英语阅读教程教师用书 / 范晓晖，张鹏主编.
西安：西安交通大学出版社，2024. 9. -- ISBN 978-7
-5693-1905-7

Ⅰ．R

中国国家版本馆CIP数据核字第2024RS4716号

医学英语阅读教程（教师用书）
Medical Enghish · Reading（Teacher's Book）

主　　编	范晓晖　张　鹏
责任编辑	蔡乐芊
责任校对	庞钧颖
封面设计	任加盟

出版发行	西安交通大学出版社
	（西安市兴庆南路1号　邮政编码710048）
网　　址	http://www.xjtupress.com
电　　话	（029）82668357 82667874（市场营销中心)
	（029）82668315（总编办）
传　　真	（029）82668280
印　　刷	西安五星印刷有限公司

开　　本	787mm×1092mm　1/16　印张　7.125　字数　181千字
版次印次	2024年9月第1版　2024年9月第1次印刷
书　　号	ISBN 978-7-5693-1905-7
定　　价	39.00元

如发现印装质量问题，请与本社市场营销中心联系。
订购热线：（029）82665248　　（029）82667874
投稿热线：（029）82665371

版权所有　侵权必究

前　　言

　　医学英语系列教材是一套依据全新的外语教学理念、全新的内容和全新的表达方式编写而成的医学英语教材。该系列教材以教育部新版《大学英语教学指南》为编写指导思想，供医、药、卫生和护理专业本科生教学使用。

　　全套教材包括《医学英语术语教程》《医学英语阅读教程》和《医学英语视听说教程》三个分册的学生用书和教师用书，共计 6 本。《医学英语术语教程》可供 36 个学时的教学使用，《医学英语阅读教程》可供 72 个学时的教学使用，《医学英语视听说教程》可供 36 个学时的教学使用。三种教材既自成体系又相互依托，可在教学中单独使用，也可相互组合作为一套系列教材，供 144 个学时的教学使用。

　　全套教材基本按人体解剖系统分章编写，三种教材均各含 15 章，其中 12 章的主题是相同的。

　　《医学英语术语教程》是学习医学英语的基础，通过讲解常见医学构词成分来帮助学生快速扩充医学英语词汇量。该教材可为学生学习《医学英语阅读教程》和《医学英语视听说教程》打下基础。

　　《医学英语阅读教程》旨在培养和提高学生阅读英语医学教科书的能力。每章有两篇阅读文章，内容覆盖该章所讲人体系统的结构、功能和常见病。每篇文章后都配有相关练习。此外，每章最后还配有含思政元素的补充阅读。

　　《医学英语视听说教程》以提高医学生的医学英语听说能力和医患英语会话技能为宗旨，培养学生理解用英语讲授的医学专业课和用英语进行交流的能力。每章围绕音频或视频材料，设计了丰富多样的视听理解和口语交际活动来提高学生口头表达的能力。

　　在该套教材的编写过程中，我们获得了众多学校的专家、学者的帮助和支持，在此表示衷心感谢。

总主编

《医学英语阅读教程》编写和使用说明

本书为医学英语系列教材中的《医学英语阅读教程》分册，供医、药、卫生、护理专业本科生教学以及医、药、卫生工作者使用。

1. 编写宗旨

《医学英语阅读教程》旨在通过系统性的、丰富的医学主题阅读，使学生在掌握医学知识的同时，提高其英语阅读能力，打下扎实的医学英语语言基础。

2. 全书框架

本册教材共分15章，分别为人体结构与功能概论、细胞与组织、发病机制、骨骼系统、肌肉系统、消化系统、心血管系统、呼吸系统、神经系统、内分泌系统、泌尿系统、淋巴与免疫系统、生殖系统、皮肤系统和感官。

每章由Pre-Reading Question、Reading部分的两篇阅读文章和Medicine in China以及各部分的相关练习组成。Pre-Reading Question通过与本章内容相关的谚语及话题导入本章学习内容。Reading部分包括Text A和Text B，两篇文章的主题相同。以人体某系统为例，Text A讲解该系统的解剖结构和生理功能，Text B讲解该系统的常见疾病及其治疗。Medicine in China为与本章话题相关的含思政元素的文章。通过阅读有关中国医疗卫生政策、我国科研人员取得的前沿医学研究成果、中医治疗及健康生活方式等文章，使学生树立正确的价值观、医学道德和职业操守，增强文化自信，培养国际视野和跨文化交流能力，养成健康的生活方式，在实现英语阅读课程知识目标的同时，使课程思政贯穿教学过程，达到润物无声的效果。

3. 使用说明

1）生词与难点注释：生词的注释包括音标、词性和中文对等词。对课文中的词汇和句法等语言难点都有注释，并通过拓展，举一反三，帮助学生理解和掌握语言知识。

2）每章的两篇课文和生词发音均配有音频，可扫描封底二维码获取。

3）Text A 和 Text B 的练习形式和目的：

● 采用 Multiple-Choice Questions 和 True/False 类练习，考查学生对本章节课文的理解；

● 采用 Matching、Labeling、Grouping 或 Blank Filling 等练习，考查学生对本章节基本词汇的掌握；

● 采用英汉和汉英翻译练习，考查学生的语言运用能力；

● 采用 Summary Writing 练习，要求学生对课文中的某个部分或人体的某个器官的结构或功能进行简述，训练学生的归纳能力及语言综合运用能力；

● 主要采用 Critical Thinking Questions 或 Case Study 任务型学习练习，考查学生学以致用的能力。

4）Medicine in China 的练习形式和目的：

采用段落英译汉和回答问题的练习，考查学生对本部分含思政元素文章的理解及语言应用能力。

本书可供 72 个学时的教学使用。在具体教学中，可根据学生的英语水平和课程时间自由安排。本册配套有相应的教师用书。

在本书的编写过程中，我们获得了众多学校的专家、学者的支持、指导和帮助，在此表示衷心感谢。由于时间紧迫和编者的水平有限，书中难免会存在缺点和错误，望同行和读者不吝赐教。

编者
2024 年 8 月

Contents ◀

Chapter 1

Introduction to the Human Body

Pre-Reading Question

"In a body" is employed when a group of people do something together, and it is used typically in phrases such as "arriving at some places in a body", "going in a body", "leaving in a body" or "traveling in a body".

Example 1: The workers went in a body last week to the boss to ask for higher wages.

Example 2: Chinese tourists preferred to travel in a body when going abroad, but nowadays the number of individual travelers is increasing.

Text A   Structure and Functions of the Human Body

▶ Reference Translation

人体结构与功能

人体解剖学和生理学是一门研究人体结构和功能的科学。人体由许多功能相互协调的精细部分组成，并由一个复杂的制约与平衡体系来维护其功能。人体各部分的分工协作使我们能够探知外部刺激，如观看夕阳；对刺激作出反应，如遇热缩手；从事脑力劳动，如记忆和思考。

掌握人体结构及功能的知识可帮助我们理解机体如何对刺激作出应答，例如，吃一块糖会导致血糖升高（刺激）；掌握胰腺的知识让我们预知胰腺会分泌胰岛素（反应）。胰岛素进入血管并被运送至细胞，这会加快糖从血液到细胞的转移，并给细胞提供能量。当葡萄糖进入细胞后，血糖的水平就降低了。

语言的组成层次（字母、单词、句子、段落等）为我们理解人体的结构层次提供了有益的比照。对人体的探索将从最小的结构及其功能拓展到最大的结构，即完整的人。与了解解剖学和生理学相关的是人体结构的六个层次，从小到大依次为：结构的化学层面、细胞层面、组织层面、器官层面、系统层面、有机体层面（图1-1）。

化学层面

所有生物体的结构和功能特点均由其化学成分决定，化学层面涉及与原子间的相互作用，以及原子相互结合构成分子，分子的功能与其结构密切相关。例如，胶原蛋白分子是强有力的绳索状纤维，使皮肤结构紧实并富有弹性。随着年龄的增长，胶原蛋白分子的结构发生变化，皮肤变得脆弱且易破损。

细胞层面

细胞是构成生命的基本结构和功能单位。人是由 60 到 100 万亿个细胞组成的多细胞有机体。虽然长期以来细胞被认为是构成有机体的最基本单位，但是它们绝不简单。许多至关重要的生理功能，例如代谢、生长、应激、修复、增殖都是在微小的细胞层面上进行的。

组织层面

组织由共同完成某一功能的一类细胞和细胞间质组成。人体只有四种基本类型的组织：上皮组织、结缔组织、肌肉组织以及神经组织。以心肌为例，其功能是将血液泵到全身。

器官层面

在器官层面上，不同类型的组织集合在一起。器官由两种或两种以上不同类型的组织构成，它们具有特定的功能，而且通常具有容易识别的形状，如胃、心脏、肝、肺和脑等器官。图 1-1 显示了几种不同组织如何构成胃。胃的表面是一层上皮组织和结缔组织，可以减少胃运动时与其他器官之间的摩擦。其下是平滑肌组织层，它们通过收缩来搅拌和混合食物，再将食物推入下一个消化器官——小肠。胃的最内层是一层上皮组织，分泌胃消化所需的液体和化学物质。

系统层面

系统是构成人体最复杂的单位。系统包含了不同数量和种类的器官，这些器官通过协作运行人体复杂机能。例如，肾、膀胱、连接肾脏和膀胱的输尿管和从膀胱通向体外的尿道构成泌尿系统。有时，一个器官属于多个系统。例如，胰腺既属于消化系统，同时又属于产生激素的内分泌系统。人体共有十一个器官系统。

有机体层面

人体构成的最高层面为机体，任何生命体都是有机体。人体各个部分共同运转就构成了一个有机体———一个活生生的人。

整体而言，人体由原子、分子、细胞、组织、器官、系统构成。虽然人体能够被分解为若干部分，但它是一个统一而复杂的整体，由结构和功能上相互作用的各部分组成，它们共同来保证人的健康生存。

▶ **Key to Exercises**

Exercise Ⅰ

1. A   2. D   3. B   4. C   5. A   6. D   7. A   8. C   9. B   10. A

Exercise Ⅱ

1. J   2. C   3. B   4. A   5. D   6. E   7. I   8. F   9. G   10. H

Exercise Ⅲ

1. maintains   2. blood   3. secreted   4. pancreas   5. excess

6. heal   7. example   8. which   9. balance   10. deaths

Exercise Ⅳ

1. 人体由许多功能相互协调的精细部分组成，并由一个复杂的制约与平衡体系来维护其功能。

2. 许多至关重要的生理功能，例如代谢、生长、应激、修复、增殖都是在微小的细胞层面上进行的。

3. 其下是平滑肌组织层，它们通过收缩来搅拌和混合食物，再将食物推入下一个消化器官——小肠。

4. 系统包含了不同数量和种类的器官，这些器官通过协作运行人体复杂机能。

5. 虽然人体能够被分解为若干部分，但它是一个统一而复杂的整体，由结构和功能上相互作用的各部分组成，它们共同来保证人的健康生存。

Exercise Ⅴ

We can learn about the human body by studying its anatomy and physiology together. The organization of the human body can be classified into six levels. The chemical level involves interactions among atoms and their combinations into molecules. The cellular level is where the basic structural and functional features of life are present. A group of similar cells is defined as the tissue. Two or more tissues that work together performing a specialized function are known as organs, which then constitute a system and eventually make up the total organism— a living person. We should always keep in mind that structure and function are intertwined. The components at the six levels function interactively to maintain a healthy life. The knowledge of structure and function of the human body enables us to know how the body generates responses to stimuli and helps us understand the fundamentals of medicine.

Text B Factors Affecting Health and Illness

▶ Reference Translation

健康和疾病的影响因素

　　健康的定义因人而异，影响健康的因素也多种多样，因此，很难给健康下一个标准的定义。世界卫生组织对健康的定义是目前最广为认可的，即"健康是一种身体、心理和社会适应方面都处于完好的状态，而不仅仅是指没有疾病或者不虚弱。"随着医学模式的发展，该定义从 20 世纪 40 年代开始拓展。就个人而言，大多数人依据自身感觉（"我感到非常难受"），依据有无疾病症状（"我的胃痛得厉害"），或者依据从事日常活动的能力（"我感觉好多了，都能起床做晚饭了"）对健康作出定义。

　　每个健康状况发生变化的人也会给疾病不同的定义。给疾病下标准的定义也很困难，因为"disease"（疾病）和"illness"（疾病）这两个术语通常表示相同的过程。"disease"是一个医学术语，说明身体或心理的结构功能发生了病理变化。"disease"有其特有的症状和范围。然而，"illness"是人对病症的反应，是人体功能较之以前发生变化的异常过程。这种反应因人而异，受本人和他人的感受的影响、人体结构和功能变化的影响、这些变化对自身角色和人际关系的影响，以及文化和精神价值观及信仰的影响，所有这些因素都会影响个人对病症的反应。我们应该始终铭记：一个生病的人仍然可以最大限度发挥其身体功能，享受高质量的生活。

　　许多因素都会影响人的健康状况。对于个人而言，这些因素可能是内因或者外因，抑或受或不受个人意识支配。那些影响健康／疾病状况、健康理念和健康行为的因素都与个人的健康维度息息相关。每个人都拥有这些健康维度，并且每种维度都会影响接受医疗护理的人的行为。

身体维度

　　身体维度包括遗传、年龄、发育水平、族种、性别，这些因素强烈影响人的健康状态和健康行为。例如，遗传性基因缺陷者易患唐氏综合征、血友病、囊性纤维病和色盲，学步期的幼儿溺水的风险较高，青少年、青年男性因超速驾驶较易发生车祸。有些疾病有特定的种族特征，包括镰状细胞性贫血症、高血压、中风。健康的身体维度可以根据预期寿命、婴儿死亡率和其他相对客观的标准来衡量。然而，随着技术进步，特别是在影像和遗传筛查领域的进展，我们现在认识到几乎所有的族群都拥有某种体质，使他们实际或潜在地易患某些疾病。

社会维度

人们的健康行为和健康理念受其经济水平、生活方式、家庭和文化的强烈影响。一般来说，低收入人群防病求医的可能性较小，而高收入人群由于压力过大更易养成不良习惯并患病。一个人所属的家庭和文化影响其生活模式以及对健康和疾病的观念，这些模式和观念通常难以改变。所有这些因素都与个人护理、饮食方式、生活习惯和情绪稳定性相关。处于青春期的孩子因父母抽烟喝酒便认为烟酒无害，生病的孩子的父母因为没有医疗保险不带孩子就医，这些都是其他社会文化因素影响健康和疾病的例子。

心灵维度

信仰和价值观是人们健康和疾病行为的重要组成部分，医护人员尊重这些价值观并理解其对病人至关重要。测量健康的心灵维度或许最为复杂。大家可能普遍认为，做礼拜对于获得心灵健康来说，既不是必要条件也不是充分条件。在家庭和邻里之间充满关爱的社区，没有暴力和犯罪、祥和稳定可能与心灵健康更为相关。

情绪维度

情绪维度是指人们为保持良好的情绪状态积极应对感情的能力。情绪健康帮助人们肯定自我，正确处理人际关系，勇于面对人生挑战。一个学生在考试前总是腹泻，自卑的青少年尝试吸毒都是情绪消极作用的表现。情绪的积极作用包括运用放松手段缓解手术疼痛和生物反馈技术降低血压。

智力维度

智力维度包括认知能力、教育背景和过往经历，影响着患者对健康教育和患病期间治疗所产生的反应，并且在健康行为中发挥重要作用。以下为该方面的例子：一个教育程度仅为五年级的老年妇女需要学习如何给自己注射；一位因患有糖尿病需遵循糖尿病患者饮食的年轻大学生却一周数次与好友喝啤酒、吃比萨；一名中年男性在药物产生副作用后中止高血压的药物治疗。

各个维度之间相互作用、相互重叠，牢记这一点至关重要。一个维度发生变化会影响其他维度。比如，一个人开始一项减肥运动计划（身体维度）可能会提高其自尊心（情绪维度）；一名大学生为达到学校要求而学习哲学（智力维度）可能会发现人生的意义，即生活的目的（心灵维度）。当人们患流感时（身体维度），可能不愿花时间与朋友相聚（社会维度）。总之，健康是身体、社会和心理的全面健康，与疾病共存并相互影响。虽然健康与疾病被视为对立的两极，但是，从完全健康到死亡之间还存在着各种程度的差异。

▶ **Key to Exercises**

Exercise Ⅰ

1. F (A standard definition is difficult to made, but there is a most widely accepted definition made by the WHO.)

2. F (Disease refers to a pathological change in the structure or function of the body or mind.)

3. T

4. F (These factors may be internal or external, and may or may not be under the person's conscious control.)

5. T

6. T

7. T

8. T

9. F (The intellectual dimension includes cognitive abilities, educational background, and past experiences.)

10. T

Exercise Ⅱ

1. symptoms   2. genetic   3. intellectual   4. infirmity   5. transfusion

6. status   7. syndrome   8. injections   9. medication   10. cognitive

Exercise Ⅲ

1. Health is a state of complete physical, mental and social wellbeing, not merely the absence of disease or infirmity.

2. We should always remember that a person may have a disease but still achieve maximum functioning and quality of life.

3. However, with advances in technology, particularly in the fields of imaging and genetic screening, we now recognize that almost all of the populations either have an actual or potential predisposition to some future diseases.

4. Emotional dimension refers to a person's ability to handle emotions in a constructive way in order to enable him or her to maintain a positive emotional state.

5. Health and illness are viewed as polar opposites, but degrees of health and illness are noted from peak wellness to death.

Exercise IV

Answer omitted.

Medicine in China

▶ Key to Exercises

Exercise I

2016 年 10 月，中共中央、国务院联合印发《"健康中国 2030 规划纲要"》，明确了"健康中国 2030"的行动目标和行动方案。中国共产党第十九次全国代表大会决定实施这一行动纲要，为全面建成小康社会和把我国建成富强民主文明和谐美丽的社会主义现代化强国奠定坚实基础。

Exercise II

Answer omitted.

Chapter 2

Introduction to Cells and Tissues

Pre-Reading Question

"Gray cells" is an idiomatic expression about one's brain. People associate gray cells with intelligence and intellect, because gray matter is a major component in the brain and an important part of the nervous system. Agatha Christie, a famous British novelist, depicted Hercule Poirot, the most popular character in her book, as a detective who was extremely clever and used his "little gray cells" to solve every crime mystery. In our daily life, if we want to describe someone who is really intelligent, we can use expressions like "He's got loads of gray cells with an IQ of 160."

Text A   Cells and Tissues

▶ Reference Translation

细胞与组织

正如想要了解建筑的人必须了解建筑材料一样，那些想要了解人体功能的人必须了解细胞和组织。细胞作为最基本的生命单位，是人体研究的核心。人体有数万亿个细胞，这些细胞构成了不同的组织，这些不同组织又构成了大脑、心脏、皮肤等器官。

细胞

细胞作为人体最基本的功能单位，是一个高度组织化的分子工厂。细胞形状多样，大小各异。这种差异反映出人体内不同细胞功能的多样性同样存在于亚细胞结构（细胞器）中。然而，所有的细胞都具有一些共性，如都有细胞膜。为了方便描述，细胞可以分成三个主要部分：细胞膜（质膜）、细胞质和细胞器以及细胞核（图 2-1）。

细胞膜（质膜）：选择性透过的细胞膜可维持细胞形态，控制分子进出细胞，并将细胞内部结构与细胞外环境隔离开来。

细胞质和细胞器：细胞质是细胞核和细胞膜之间的物质，细胞器是悬浮在细胞质中具有特定功能的特定结构。

细胞核：细胞核呈较大球形或卵圆形，通常接近细胞中央。细胞核含有脱氧核糖核酸，即遗传信息，控制细胞的所有活动。在细胞核内，可以看到一个或者多个被称为"核仁"的致密结构。核仁中含有核糖体亚基，而核糖体是细胞蛋白质合成场所。

一般来说，细胞履行几项基本工作职能。例如，细胞通过调节物质的进出确保细胞内生命活动拥有最适宜的条件。此外，细胞通过其脱氧核糖核酸携带的遗传信息指挥大多数细胞成分的合成，并最终指导细胞的大部分化学反应。这些反应包括营养物质分解生成三磷酸腺苷、分子合成、细胞内和细胞间的分子转运、代谢废物排出以及细胞局部或整体的运动。

细胞是由众多分区构成的复杂集合体，每个分区都会发生大量生化反应来维持生命活动。然而，人体内单个细胞作为一个孤立的单位无法发挥功能，细胞通常以群体（即组织）方式发挥作用。

组织

组织由一群具有相同胚胎起源的相似细胞构成，共同完成特定生命活动。特定组织的结构和性质受多种因素的影响，如组织细胞外物质的性质和组织细胞之间的联系。组织根据黏稠度可分为固体、半固体，甚至液体，典型的例子是骨头、脂肪和血液。此外，因细胞的种类、细胞的排列方式和纤维类型不同，组织间存在巨大差异。

人体组织根据其功能和结构分为四种基本类型：上皮组织、结缔组织、肌肉组织、神经组织。

- 上皮组织可分为两类。被覆上皮构成皮肤表皮和一些内脏的外层。它还可以形成血管、腺管、体腔、呼吸道、消化道、尿道和生殖腔道的内表皮。腺上皮构成了诸如甲状腺、肾上腺、汗腺等腺体的分泌部分。

- 结缔组织是人体中最丰富和分布最广的组织之一。结缔组织互相连接，支持并加固身体其他组织。它保护和隔离内脏，将骨骼肌等结构分隔开。它还是人体内的主要运输系统（血液是一种液体的结缔组织），也是能量的主要储备站。

- 肌肉组织由细长的纤维组成，这些纤维完美排列，产生力量，引起收缩。由于这一特点，肌肉组织引起运动、维持姿势、产生热量。根据其位置、结构及功能特点，肌肉组织分为骨骼肌、心肌、平滑肌。

- 神经组织由神经元和神经胶质组成，神经元负责接收和传递冲动，神经胶质协助神经冲动的传导并且为神经元提供养分。神经组织探查各种条件下身体内外部所发生的变化，并通过产生神经冲动作出应答。大脑中的神经组织有助于保持体内平衡。

现在我们知道，细胞很少在体内呈现自主性。它们的形态和功能高度分化，已失去了独立生存的功能，经常聚集成清晰可辨的团块，即组织。事实上，每个器官都是不同组织的混合体，这些组织有序排列，使器官能够执行其功能。一些组织实际上承担了该器官的功能，而其他组织协助这些组织执行其职能。

▶ **Key to Exercises**

Exercise I

1. A　2. B　3. C　4. A　5. C　6. D　7. C　8. B　9. A　10. D

Exercise II

| 1. membrane | 2. ribosomes | 3. nucleus | 4. connective | 5. synthesis |
| 6. epithelium | 7. extracellular | 8. breakdown | 9. reaction | 10. nervous |

Exercise III

| 1. cell | 2. resulting | 3. end | 4. specialized | 5. biology |
| 6. genes | 7. differentiate | 8. another | 9. signals | 10. answers |

Exercise IV

1. 正如想要了解建筑的人必须了解建筑材料一样，那些想要了解人体功能的人必须了解细胞和组织。

2. 细胞膜控制分子进出细胞，并将细胞内部结构与细胞外环境隔离开来。

3. 细胞是由众多分区构成的复杂集合体，每个分区都发生大量生化反应来维持生命活动。

4. 因细胞的种类、细胞的排列方式和纤维类型不同，组织间存在巨大差异。

5. 神经组织由神经元和神经胶质组成，神经元负责接收和传递冲动，神经胶质协助神经冲动的传导并且为神经元提供养分。

Exercise V

Cells are the basic structural and functional unit of all living organisms. The word "cell" means "small chamber." A cell can be divided into three principal parts, namely, cell membrane, cytoplasm and organelles, and nucleus. Cell membrane forms the outer boundary of the cell and determines what enters and leaves the cell. Nucleus contains genetic material that directs chemical activities of the cell. Cytoplasm is the gel-like substance that holds the organelles. A tissue is a group of cells with similar structure and functions and can be classified into four types. Connective tissue gives shape to organs and holds them in place. Muscle tissue functions to produce force and cause motion. Nervous tissue is the main component of the brain, spinal cord, cranial nerves, and spinal nerves. Epithelial tissue protects the body from microorganisms, injury, and fluid loss. Cells can only survive in the form of tissues, as they have lost their ability of independent living.

Text B　Cells and Aging

▶ Reference Translation

细胞与衰老

你是否想过我们为什么会衰老？人体内究竟发生了什么，使我们随着年龄增长变得满面皱纹、头发花白以及出现其他变化？从衰老的普遍性来看，你会惊奇地发现：人们衰老的过程在细胞层面上仍存在许多未解之谜。不管怎样，关于衰老有诸多理论，各种疑似因素在衰老过程中的作用机制也逐渐被认识清楚。

科学家们一致认为：不同的细胞具有不同的增殖能力和寿命。一些细胞，比如覆盖消化道内表层的细胞能够不断再生。另一些细胞，如动脉内皮细胞，一般处于休眠状态，但是在受伤后能够增殖。不能再生的细胞包括心肌细胞、神经细胞、肌肉细胞，其中一些细胞寿命短暂，必须不断被体内其他细胞替代（如红细胞和白细胞）。其他细胞，如心肌细胞和神经细胞，可以存活数年甚至数十年。随着时间的推移，细胞死亡速度超过再生速度，体内细胞就会减少。因此，我们身体修复损伤的能力就会减弱，免疫系统功能也会降低，更加容易受到感染，寻找并破坏引发癌症肿瘤变异细胞的能力也会下降。事实上，很多老年人会患上那些年轻时本可以抵抗的疾病。

越来越多的事实支持这种假说：以毒性氧化物形式出现的应激以及由细胞与环境（辐射、烟雾和有毒金属）导致的其他脱氧核糖核酸损伤因子会诱发细胞衰老。自由基破坏脂质、蛋白质或核酸，导致皮肤皱纹、关节僵硬、动脉硬化。正常的细胞新陈代谢，如线粒体中细胞有氧呼吸，会产生一些自由基，其他的自由基则来源于空气污染、辐射和我们所吃的某些食物。

葡萄糖是人体内最丰富的糖类，在衰老过程中起着作用。它与细胞内外的蛋白质任意结合，在邻近蛋白分子间形成不可逆的交联。随着年龄的增长，会有更多的交联形成，导致衰老的组织变得僵硬、失去弹性。

此外，某些细胞分裂调节因子（癌基因）的过度产生会导致细胞衰老，可诱导细胞应激的毒性因子也能激活癌基因。这些不同形式的应激不涉及端粒的缩短，但是可导致细胞在相对短时间内衰老。

虽然一些有关衰老的理论解释了衰老的原因，但是，其他理论则注重找出衰老在细胞水平的调控机制。脱氧核糖核酸损伤、细胞增殖减少、蛋白平衡缺陷都被认为是造成细胞衰老的机制。

脱氧核糖核酸损伤是脱氧核糖核酸结构发生的一种变化。各种代谢损伤累积到一定程度就会导致细胞核和线粒体脱氧核糖核酸损伤。尽管大多数的脱氧核糖核酸损伤可通过脱氧核糖核酸修复酶修复，但是部分损伤会持续，并且随着细胞的老化程度而累积。一些老年综合征与脱氧核糖核酸修复机制缺陷相关，在一些实验模型中，如果实验动物的脱氧核糖核酸损伤应答水平得到增强或者脱氧核糖核酸稳定蛋白质得到添加，其寿命就能延长。

细胞增殖减少指的是细胞有限的增殖能力。细胞分裂到一定次数时，就会进入到最终的不分裂状态，称之为增殖衰老。衰老与细胞进行性增殖衰老相关，儿童身上的细胞与老年人相比，增殖能力更强。相反，沃纳综合征是一种以早衰为特征的罕见疾病，患者身上的细胞在体外培养时寿命显著缩短。

蛋白平衡缺陷在细胞无法维持正常蛋白平衡时发生。蛋白质转译减弱和分子伴侣（促进正常蛋白折叠）、蛋白酶体（破坏错误折叠的蛋白质）以及修复酶的活性缺陷可导致蛋白不断退化和合成减少，引起蛋白平衡缺陷。蛋白平衡异常对细胞的存活、增殖和功能产生许多影响。此外，它还会导致错误折叠蛋白的累积，进而触发细胞凋亡的通路。

无论这些衰老理论存在多大差异，有一点毋庸质疑：所有细胞都会随着衰老而变化。在这个过程中，细胞逐渐变大，其分裂和繁殖能力逐渐降低，最终丧失功能或者出现功能异常。用专业术语来说，基因异常以及外界环境影响所导致的细胞和分子损伤累积到一定程度会引起细胞功能和活力的减退，这种进行性的减退导致了细胞衰老。了解细胞衰老有助于我们提高治疗诸如癌症、心脏病、老年痴呆症、疟疾、肺结核、艾滋病等疾病的能力，也能帮助我们为应对新疾病作好准备。

▶ Key to Exercises

Exercise I

1. F (There remain many unanswered questions about how aging happens at the cellular level.)

2. F (Scientists all agree that different cells have different life spans and replication capabilities.)

3. T

4. F (Glucose is haphazardly added to proteins inside and outside cells, forming irreversible cross-links between adjacent protein molecules.)

5. T

6. T

7. F (Cells from patients with Werner syndrome have a markedly reduced in vitro life span.)

8. T

9. F (No matter how the theories vary, one thing we cannot deny is that all cells experience changes with aging.)

10. T

Exercise II

1. J　2. I　3. H　4. A　5. C　6. E　7. G　8. B　9. D　10. F

Exercise III

1. However, theories abound, and the roles played by various suspects in the aging process are beginning to take shape.

2. Over time, cell death outpaces cell production, leaving us with fewer cells.

3. Evidence is mounting to support the hypothesis that stress, in the form of toxic oxidants, as well as other DNA-damaging agents produced by our cells and the environment (radiation, smoke, and toxic metals), can induce cellular senescence.

4. DNA damage, decreased cellular replication, and defective protein homeostasis are thought to be the mechanisms responsible for cellular aging.

5. Understanding cell aging propels our ability to treat disease, such as cancer, heart disease, Alzheimer's disease, malaria, tuberculosis, and AIDS, and can help us prepare for new diseases.

Exercise IV

Answer omitted.

Medicine in China

▶ **Key to Exercises**

Exercise I

科学技术部基础研究司副司长郑健表示，该标准不仅能指导和支持干细胞产业的发展，还展现了中国在干细胞研究方面的国际认可度在日益提升。他还表示，"该标准积极推动了中国生命与健康科学领域的科技及创新。"

Exercise II

Answer omitted.

Chapter 3

Introduction to Mechanisms of Diseases

Pre-Reading Activities

"A foot-in-mouth disease" refers to the habit of making inappropriate, insensitive or unwise statements. A person with "a foot-in-mouth disease" tends to say the wrong thing at the wrong time. Example: I accidentally insulted Joe's mom right in front of her. I think I have a foot-in-mouth disease.

Text A   Mechanisms of Diseases

▶ Reference Translation

疾病的机制

疾病从广义上讲是指人体功能发生异常，威胁到人的健康。疾病的机制揭示了疾病从分子层面到其对个体影响所产生的功能和结构的变化。为了更好地理解疾病的不同机制，科学家研究了引发疾病的原因，这些病因通常分为六类：遗传缺陷、外伤、炎症、感染、肿瘤以及免疫功能受损。

遗传缺陷

遗传缺陷由个体的基因或者染色体结构的改变引起。人类疾病依据基因涉及范围可分为单基因疾病、染色体疾病或者多因素疾病。单基因疾病由单个基因的突变引起，按照传统的孟德尔遗传定律呈现家族性。如其名所示，染色体病由染色体的改变引起。比如，在个体的基因组中，可能出现染色体缺失、染色体增多，或者染色体部分缺失或复制。绝大多数人类疾病都是多因素疾病，即复杂疾病。它们由许多基因的改变引起，可受或不受环境的影响。

外伤

外伤或创伤性疾病是指外力造成的物理损伤，是儿童和青年的首要死因。影响人们的常见外伤类型与年龄、种族及居住地相关。例如，意外事故（尤其摔伤）是导致老年人外伤的普遍原因，而枪伤则是导致市区年轻黑人男子受伤甚至死亡的最常见原因。然而，总的说来，机动车事故是引起严重外伤的最主要原因。

炎症

炎症是组织中的复杂反应，主要包括血管和白细胞反应。人体抵御外来侵袭的主要防御系统是血浆蛋白、血液循环中的白细胞和循环细胞分化而来的组织巨噬细胞。血液中的血浆蛋白和白细胞使巨噬细胞能够回到人体内任何需要它们的地方。因为微生物和坏死细胞等侵袭物主要出现在组织内，即循环系统外，所以循环细胞和蛋白必须快速转移到这些血管外的部位。

炎症可能与多种疾病有关，这些疾病并没有被认为主要由异常宿主反应引起。例如，慢性炎症也许在动脉粥样硬化、2 型糖尿病、退行性疾病和癌症中起到一定作用。人们认识到炎症的广泛危害，所以大众传媒相当夸张地将其称之为"沉默的杀手"。

感染

传染病由诸如病毒、细菌或寄生虫等生物因子引发。传染病是指外来生物对宿主的入侵，这些外来生物是那些肉眼看不见的微小生命体，通常称作微生物，致病的微生物也被称作病原体。尽管真菌和原虫等很多其他的微生物都可引起疾病，但最常见的病原体是各种细菌和病毒。当感染性疾病容易在人际之间传播时，就被认为具有传染性。微生物所感染的机体被称作该微生物的宿主。在人体宿主内，微生物通过扰乱重要的生理过程或者刺激免疫系统产生防御反应引起疾病。抵抗病原的免疫反应（如高烧、炎症和其他危害症状）比微生物所造成的直接伤害可能更具破坏性。

肿瘤

肿瘤可分为良性和恶性。一般来说，良性肿瘤并不致命，因为它们的生长有限，被包裹，因而容易切除。恶性肿瘤则恰恰相反。这些肿瘤往往致命，因为它们无限制地生长，并且呈手指状或螃蟹状侵袭周围组织，这一特性使得手术去除癌症格外困难。恶性肿瘤的另一个特性是易于转移，转移瘤从机体的原发灶转移到次发灶。例如，肺癌通常转移到骨头。恶性意味着致死性或将发展为致死性。从这个定义来说，就不难理解为何"肿瘤""恶性"和"癌症"这样的字眼会给人们带来恐惧。

免疫功能受损

机体的免疫系统是由专门的细胞、组织、器官组成的集合体，用于保护机体免受病原入侵。免疫功能受损或低下是指人体对感染性微生物的各种各样防御功能的缺陷，常见于部分免疫系统的机能失常。免疫功能失调包括像艾滋病这样的免疫缺陷性疾病，其发病原因是免疫应答中的某部分能力减弱。其他类型的免疫失调，如过敏和自身免疫性疾病，是由于机体对某种物质的异常反应造成的。例如过敏是对环境中通常无害异物所产生的反应，而自身免疫性疾病是对自身成分所产生的异常反应。淋巴细胞可以癌变，导致一些肿瘤如白血病、淋巴瘤、骨髓瘤的发生。

　　随着对疾病机制的深入了解，显而易见，疾病的根本原因主要在于细胞中发生的生化和生理反应。虽然一种疾病可能只有一种主要的致病因素，但愈加明显的事实是疾病过程通常涉及多种因素。找到一种致病因素并确定其致病机理是一项艰巨的任务，因为任一单个因素的作用都可能受到其他致病因素的影响而变得模糊和复杂。学习疾病机制的最终目标是确定这些致病因素，以期有效治病防病。

▶ Key to Exercises

Exercise Ⅰ

　　1. A   2. B   3. A   4. C   5. A   6. D   7. B   8. D   9. B   10. D

Exercise Ⅱ

　　1. disorders　　2. inflammation　　3. trauma　　4. tumor　　5. circulation

　　6. infectious　　7. microbe　　8. benign　　9. therapy　　10. surgical

Exercise Ⅲ

　　1. disease　　2. biochemical　　3. techniques　　4. symptoms　　5. therapy

　　6. clinical　　7. systemic　　8. abnormal　　9. causes　　10. specialized

Exercise Ⅳ

1. 疾病的机制揭示了疾病从分子层面到其对个体影响所产生的功能和结构的变化。

2. 因为微生物和坏死细胞等侵袭物主要出现在组织内，即循环系统外，所以循环细胞和蛋白必须快速转移到这些血管外的部位。

3. 在人体宿主内，微生物通过扰乱重要的生理过程或者刺激免疫系统产生防御反应引起疾病。

4. 这些肿瘤往往是致命的，因为它们无限制地生长，并且呈手指状或螃蟹状侵袭周围组织。

5. 其他类型的免疫失调，如过敏和自身免疫性疾病，是由于机体对某种物质的异常反应造成的。例如过敏是对环境中通常无害异物所产生的反应，而自身免疫性疾病是对自身成分所产生的异常反应。

Exercise V

Disease is a deviation from the normal state of health. It develops when significant changes occur in the body, leading to a state in which homeostasis cannot be maintained. Diseases can be generally classified into six categories according to their causes. Genetic disorder is the consequence of changes in the genes that make up chromosomes in human cells. Traumatic disease occurs when a person is physically injured from an external force. Infection is caused by pathogenic microorganisms such as viruses, bacteria or fungi. It may lead to inflammation, which is the body's response to tissue injury. Neoplasm is commonly called a tumor. Benign tumors are not life threatening, while malignant ones are often deadly. Impaired immunity results from the failure of the body's defense mechanisms against infectious organisms. Learning the mechanisms of the disease and identifying the factors that cause the disease will shed light on the diagnosis and treatment of diseases.

Text B   Alzheimer's Disease and Treatment

▶ **Reference Translation**

阿尔茨海默病及其治疗

当阿洛伊斯·阿尔茨海默 1906 年首次描述该病时，美国人的寿命在 50 岁左右，极少有人达到该病的高危年龄。因此，该病被认为是罕见病，并未引起科学家的关注。人们对该病的态度随着寿命的延长发生了变化，科学家开始意识到阿尔茨海默病对 70 多岁和 80 多岁的人来说发病率相当高。美国卫生与公众服务部近期估计美国人的平均预期寿命为 79.6 岁。如今，阿尔茨海默病成为当今生物医学最前沿的研究。

阿尔茨海默病是脑细胞死亡导致记忆丧失和认知减退的一种神经性疾病。就像所有类型的痴呆症一样，它是一种神经退行性疾病，即在一段时间内脑细胞发生进行性死亡，发病初期症状较轻，随后进行性加重，其发病率随着年龄的增长呈指数上升。大脑随着病情发展而萎缩，脑组织的神经细胞及其神经连接进行性减少。统计有差异，根据美国阿尔茨海默病协会统计，阿尔茨海默病影响大约 550 万美国人，其中大多数人年龄超过 65 岁，该病是美国第六大死亡原因。

阿尔茨海默病的主要潜在发病机制是 β- 淀粉样蛋白和 τ 蛋白在大脑中的沉积。虽然尚不清楚该病发病过程的诱因，但可知它可持续多年而没有症状（称之为临床前或症状前期）。随着阿尔茨海默病的发展，可分为三个基本阶段：轻度期、中度期和重度期。

随着脑内特定区域越来越多的 β-淀粉样蛋白斑块和神经纤维缠结（即 τ 蛋白的聚集物）在脑内特定区域形成，健康的神经元工作效率开始降低，进而丧失功能和连接能力，最终死亡。这个过程似乎从大脑负责形成新记忆的区域开始，尤其是海马体和内嗅皮层。阿尔茨海默病的早期症状被称为轻度认知障碍。在这个阶段，患者的能力和行为出现细微变化，通常被错误地归因于压力或亲人离世，或者老年人衰老的正常过程。通常只有当我们回顾时，才意识到这些症状也许就是痴呆的最初阶段。

在患病中期，随着更多神经元的死亡，受损的大脑区域开始萎缩，引发功能障碍，即阿尔茨海默病的体征和症状。随着病情恶化，蛋白斑块和神经纤维缠结从大脑新皮质开始，逐渐向整个大脑扩散，损伤大脑中支配语言、推理、感觉加工和意识思考的各区域。随着记忆丧失和记忆混乱加重，患者开始难以辨识家人和朋友，他们可能无法学习新东西、完成涉及多步骤的任务（如穿衣）或者应对新情况。他们可能出现幻觉、错觉和偏执，举止冲动。脑部影像常显示出顶叶和内侧颞叶的萎缩。

在最后阶段，斑块和缠结已经扩散至整个大脑，脑组织已经严重萎缩。严重的阿尔茨海默病患者无法与人交流，并且完全依靠他人照料。到晚期，随着身体机能的退化，患者可能大多数或全部时间都在病床上度过。脑部影像可显示整体脑部（特别是后脑）的萎缩。

目前还没有药物可治愈阿尔茨海默病。然而，人们已经研发出能缓解部分病人症状或暂缓其发病进程的药物。主要有两类治疗阿尔茨海默病的药物：胆碱酯酶抑制剂和 N-甲基-D-天冬氨酸受体拮抗剂，其作用机理截然不同。

胆碱酯酶抑制剂包括多奈哌齐氢氯化物（爱忆欣）、卡巴拉汀（艾思能）和加兰他敏（利忆灵）。虽然胆碱酯酶抑制剂对 40% 到 70% 的阿尔茨海默病患者有效，但是该药并不适用于所有患者，而且大多数情况下只能暂时改善症状半年至一年。阿尔茨海默病协会对 4000 人的调查结果显示，接受这些药物治疗的患者不仅在日常生活、记忆力和思维能力上得到提高，而且其积极性、焦虑水平和自信心也得到改善。

N-甲基-D-天冬氨酸受体拮抗剂为美金刚胺（易倍申）。美金刚胺获准用于治疗中度到重度阿尔茨海默病，能暂缓中晚期患者在日常功能受损等方面症状的发展。有证据表明，美金刚胺也会改善攻击性和焦虑不安等行为性症状。

虽然不一定有办法能够阻止阿尔茨海默病的发展，但人们可以做许多事情来保持健康，从而降低环境和生活方式风险。这些健康的习惯包括营养饮食、定期锻炼、保持社交、脑力活动以及保持规律睡眠。

我们对阿尔茨海默病了解得越多，该病就显得越复杂。幸运的是，高水平科研为阿尔茨海默病患者的未来治疗带来了希望。随着分子生物学、遗传学、药理学和生物化学领域取得进展，我们已经掌握了大量关于该疾病进程的知识，所以很快就有可能找到该疾病诊断和治疗的方法。寻找治疗该疾病生物标记的研究也取得了重大进展。通过血液检查诊断阿尔茨海默病指日可待。此外，我们即将能够拍出阿尔茨海默病在活人脑中的病理影像，以帮助临床医生尽可能在人们出现痴呆的最早阶段作出准确诊断。

▶ **Key to Exercises**

Exercise I

1. T

2. F (Like all types of dementia, it is a neurodegenerative disease, which means there is progressive brain cell death that happens over a course of time.)

3. T

4. T

5. F (By the final stage, plaques and tangles have spread throughout the brain.)

6. F (At the moderate stage, with the death of more neurons, affected brain regions begin to shrink, leading to the functional problems, which are the signs and symptoms of AD.)

7. F (There are no drug treatments available that can provide a cure for AD.)

8. T

9. F (Memantine is licensed for the treatment of moderate-to-severe AD.)

10. T

Exercise II

1. J 2. I 3. H 4. G 5. F 6. D 7. A 8. C 9. B 10. E

Exercise III

1. Alzheimer's disease is a neurological disorder in which the death of brain cells causes memory loss and cognitive decline.

2. This process seems to begin in the parts of the brain responsible for forming new memories, in particular, the hippocampus and entorhinal cortex.

3. Damage occurs in areas of the brain that control language, reasoning, sensory processing and conscious thought.

4. According to an Alzheimer's Society survey of 4,000 people, those using these treatments often experience improvements in motivation, anxiety levels and confidence, in addition to daily living, memory and thinking.

5. We are also closer to being able to image the pathology of Alzheimer's disease in a living person's brain, enabling clinicians to accurately diagnose an individual at the earliest possible stage of dementia.

Exercise IV

Answer omitted.

Medicine in China

▶ Key to Exercises

Exercise I

　　中医强调和谐对健康的重要作用，认为人的身体健康在于各脏腑功能和谐协调，情志表达适度中和，并能顺应不同环境的变化，其根本在于阴阳之间的动态平衡。疾病发生的根本原因就是人体在内外因素作用下失去了这种动态平衡。维护健康就是维护人体各功能的动态平衡，而治疗疾病则是使失去动态平衡的人体功能恢复到协调与和谐状态。

Exercise II

Answer omitted.

Chapter 4

Skeletal System

Pre-Reading Question

Skeletons in the closet are deep, dark secrets that may be best left alone. Shocking scandals, painful pasts, shameful stories and evil evidence may be tagged as "skeletons in the closet."

For example, a politician campaigning for public office may break into a sweat at the mere suggestion that a skeleton may be found in his or her closet.

Text A Structure and Functions of the Skeletal System

▶ Reference Translation

骨骼系统的结构与功能

骨形成始于胚胎发育早期，这时的骨骼主要由软骨组成，然后继续生长发育，直到一个人长到 25 岁。出生时，人的骨骼由 300 块骨头组成，但到成年时，一些骨头融合在一起形成总共 206 块骨头。30 岁时，骨质密度达到峰值。

除了骨头外，骨骼系统还包括韧带、肌腱和关节。骨骼为韧带、肌腱和肌肉提供了关节和连接，使得人们可以行动自如。人体骨骼系统还具有其他功能，最明显的功能是支撑身体，另外还有保护内脏器官和通道的功能。骨组织可以储存矿物质，如钙和磷。当需要时，骨组织释放矿物质到血液中，维持体内矿物质平衡。骨髓能制造血红细胞，骨细胞释放一种叫作骨钙素的激素，可以促进胰岛素的分泌和增加胰岛素的敏感性。

骨骼看起来干枯、无生机，实则是活跃和生机勃勃的，因为它们有血管、神经和活的骨细胞。这些血管、神经和骨细胞由骨架连接在一起，骨架是含有钙和磷的坚硬无生命物质。一种叫骨膜的薄膜覆盖在骨表面。长骨（如股骨）中心是骨髓腔，里面充满了骨髓。红骨髓是制造血细胞的软组织，而黄骨髓负责存储脂肪。骨既可是海绵状的，也可是密实的。松质骨重量较轻，由针状的骨小梁互相交织构成网状结构，中间空隙较大。而密质骨较重，形成骨头的外层。

　　成年人的骨有几种不同的形状和大小，骨头的形状决定其在人体的功能。长骨（如臂骨和腿骨）主要由密质骨构成。短骨（如腕骨和踝骨）主要由松质骨构成。扁平骨（如肋骨和头盖骨）由一层松质骨夹在两层薄的密质骨之间形成。不规则骨（如骨盆带）形状奇特，不属于以上三类形状。

　　两块或多块骨头相接形成关节。人体内的每一块骨（除了喉部的舌骨之外）都会在关节处与至少另外一块骨连接。关节也称为骨连接处，关节的形状取决于其功能。关节将骨头连接在一起，使僵硬的骨骼活动自如。一般而言，活动范围大的关节受伤的风险也更高。关节有三种类型：不可动关节（不动关节），如颅骨的接缝关节，是固定的，不能活动；微活动关节（微动关节）能够有限地活动，椎间盘属于此类关节；自由活动关节（动关节或滑膜关节），例如膝和肘关节，可大幅活动，使身体移动自如。

　　成年人的人体骨骼系统分为两部分：中轴骨骼 (80 块) 和四肢骨骼（126 块）（图 4-1）。中轴骨骼由脊柱（26 块椎骨）、胸廓（12 对肋骨和胸骨）以及颅骨（23块及三对听小骨）组成。中轴骨维持人的直立姿势，将来自头、躯干、上肢的重量向下传递到与髋关节相连的下肢。脊柱由许多韧带支撑，竖脊肌也起着支撑作用，保持身体平衡。脊柱由五部分椎骨组成，分别是颈椎、胸椎、腰椎、骶椎和尾椎。颈椎连接脊柱和颅骨。脊柱底部的骶椎和尾椎由残留骨融合而成，所以一起常被称为骶骨或尾骨。骶骨连接脊柱和髋骨，不是中轴骨的一部分。胸廓的作用是保护内脏器官不受损害，而颅骨的功能主要是保护大脑、视觉和听觉器官。

　　四肢骨骼与中轴骨骼相连，包括四肢（上、下肢，即手臂和双腿）以及相连的肩关节和骨盆带。上（前）臂通过肩胛骨（肩部）与胸腔肋骨顶部相连，而下（后）肢通过骨盆（髋关节）与脊柱下部相连。所有四肢骨骼的功能是保障躯体活动，并保护身体内重要的消化、排泄和生殖器官。

　　骨骼系统和其他人体系统一样重要。它形成了我们身体的特定形态和结构，并保护着人体重要器官。骨骼系统被称为人体的"基础设施"，没有它，人体就像地上滚动的球状物体。

▶ Key to Exercises

Exercise I

　　1. D　　2. B　　3. C　　4. B　　5. A　　6. D　　7. B　　8. A　　9. B　　10. C

Exercise II

　　1. flat bone　　　　2. flat bone　　　　3. short bone　　　　4. irregular bone

　　5. long bone

Exercise Ⅲ

1. compact　　2. skeleton　　3. spongy　　4. remaining　　5. vessels

6. medullary　　7. constant　　8. circulation　　9. marrow　　10. converted

Exercise Ⅳ

1. 骨生长始于胚胎发育早期，这时的骨骼主要由软骨组成，然后继续生长发育，直到一个人长到 25 岁。

2. 当需要时，骨组织释放矿物质到血液中，维持体内矿物质平衡。

3. 中轴骨维持人的直立姿势，将来自头、躯干、上肢的重量向下传递到与髋关节相连的下肢。

4. 胸廓的作用是保护内脏器官不受损害。

5. 骨骼系统被称为人体的"基础设施"，没有它，人体就像地上滚动的球状物体。

Exercise Ⅴ

A joint or an articulation is the site where two bones come together. Joints are classified functionally based on the degree of movement they allow. The three types are synarthroses, amphiarthroses and diarthroses. Synarthroses are joints that allow for no movement, such as the joints in the skull. Amphiarthroses, like those between the vertebrae of the spine, allow slight movement. Most of the joints are diarthroses or synovial joints. Synovial joints, such as the knee and elbow joints, are highly movable and help the body to move. To sum up, the joints hold the bones together and allow for movement of the skeleton.

Text B Diseases of the Skeletal System and Their Treatment

▶ Reference Translation

骨骼系统的疾病与治疗

骨骼系统疾病包括骨、软骨、韧带和关节相关的病理变化。

骨折

最常见的骨创伤性损伤是骨折。发生骨折时，损伤和组织出血会引起肿胀。

最常见的骨折有青枝骨折、闭合性 / 单纯性骨折、开放性 / 复合性骨折以及粉碎性骨折。青枝骨折最简单，骨只是部分弯曲，但未彻底断裂。这类骨折多见于儿童，因为他们的骨中含柔韧的软骨。在闭合性 / 单纯性骨折中，骨断裂，但断端未穿出皮肤形成外伤。开放性 / 复合性骨折被认为是最严重的骨折，骨断端穿透皮肤，可引发骨和周围组织感染。当骨断裂为许多碎块并嵌入周围组织时即为粉碎性骨折。

骨折的治疗包括复位或断骨重接，可通过牵引或手术置入针、板和 / 或螺丝钉实现。愈合过程中采用石膏或夹板来固定骨头。

骨感染

骨髓炎是由进入伤口或被血液带入骨里的细菌引起的骨炎症或感染。骨髓炎最常见于 5 至 14 岁儿童，通常需要强抗生素治疗消除炎症。

骨代谢疾病

骨质疏松症是因骨骼矿物质丢失而使骨密度变小的疾病，会增加骨折的危险。骨质疏松症最常见于绝经后的女性，称为绝经后骨质疏松症。但男性和绝经前的女性如果患有某种激素失调症和其他慢性疾病，或者由于吸烟和使用某些药物（特别是糖皮质激素），也会患骨质疏松症。骨质疏松症的治疗或预防性措施包括药物治疗、负重运动以及补充足够的钙和维生素 D。

佝偻病和软骨病（骨软化）由缺乏维生素 D 以及由此导致的钙吸收不良引起。佝偻病多见于因钙化不足而出现软骨的儿童，导致内弯腿和鸡胸等畸形。此病可通过补充充足的钙、维生素 D 和晒太阳来预防。软骨病也见于维生素吸收不良的成人，会造成脊椎压迫性骨折。

骨肿瘤

骨肉瘤，也称骨癌，是一种最常见的破坏性很强的骨恶性肿瘤，最常见的发病部位是股骨远端以及胫骨和肱骨近端。患属男性患者的数量几乎是女性的两倍，大多在 20 至 40 岁发病。骨肉瘤的特点是严重持续性疼痛，治疗方法包括手术摘除肿瘤以及手术前后的化疗。软骨肉瘤是一种发生在软骨组织中的肿瘤，多见于成人。治疗手段是手术切除肿瘤，而化疗效果欠佳。

关节疾病

关节疾病可分为非炎性和炎性关节病。创伤性损伤常常是非炎性关节病的病因。脱臼是指骨脱离正常的关节位置，可造成韧带撕裂和拉伤。复位或将骨头恢复到合适的位置非常必要，同时需要休息以使韧带愈合。扭伤是因突然或异常活动所致的关节损伤，韧带从与骨的连接处脱离或断裂，但关节没有脱位。扭伤伴有损伤部位的迅速肿胀和急性疼痛，用非类固醇类抗炎药物治疗。

骨关节炎，也称退行性关节病，是动关节的最常见非炎性病变。随着年龄的增长，关节软骨退化，关节中形成骨刺。关节变大，出现疼痛和肿胀，活动后特别明显。

关节炎是多种炎性关节病的统称，可由感染、损伤、遗传和自身免疫在内的诸多因素引起。类风湿性关节炎是一种累及结缔组织和关节的慢性自身免疫疾病，出现结缔组织急性发炎、关节滑膜变厚和关节僵硬（融合性关节），关节肿胀严重，疼痛剧烈。该病女性的发病率高于男性近三倍。目前，关节炎尚无治愈方法，治疗包括缓解疼痛和炎症的药物治疗、休息和/或物理疗法。如果关节中有积液，需要做关节穿刺引流积液和缓解关节内的压力。

脊柱异常弯曲

驼背是胸椎部的后突，脊柱前弯症是骶骨上方的腰椎部分向内过度弯曲，脊柱侧凸则是脊柱向一侧弯曲。

椎间盘突入椎管并且压迫脊神经为椎间盘脱出，诊断可用 CT 扫描（利用计算机断层扫描术做无创性检查）、核磁共振或脊髓造影。药物治疗可减轻炎症和缓解疼痛及肌肉痉挛。根据膨出程度可建议病人休息和进行肌力训练。

▶ Key to Exercises

Exercise Ⅰ

1. F (In the case of a simple fracture, the skin at the site remains intact.)

2. F (The bacterial inflammation of the bone marrow is known as osteomyelitis.)

3. T

4. T

5. F (Rheumatoid arthritis may ultimately lead to deformities of the joints.)

6. T

7. F (Arthritis can be caused by a variety of factors.)

8. T

9. T

10. F (Dislocation can be treated by reduction of the bone and rest.)

Exercise Ⅱ

1. H　2. G　3. D　4. A　5. J　6. B　7. C　8. I　9. F　10. E

Exercise III

1.　A fracture is comminuted when the bone is broken into many pieces that can become embedded in the surrounding tissues.

2.　Immobilization of the bone during the healing process is achieved with a cast or splint.

3.　Osteoporosis may also develop in men and premenopausal women in the presence of particular hormonal disorders and other chronic diseases or as a result of smoking and medications.

4.　As one ages, the articular cartilage degenerates and a bony spur formation occurs at the joint.

5.　Lordosis is an exaggerated inward curvature in the lumbar region of the spine just above the sacrum.

Exercise IV

1.　The 15-year boy would recover faster than the 36-year-old woman because children's bones contain flexible cartilage, which makes fracture less severe.

2.　Mr. Wang might suffer from sprain, which might be caused by a sudden or unusual motion when he was lifting the boxes. His pain was one of the symptoms of sprain.

Medicine in China

▶ **Key to Exercises**

Exercise I

中国的研究人员正在设计具有更好的生物相容性及机械强度的仿生骨，这将为未来的骨科植入物带来新的可能性。西北工业大学的研究人员花费了 15 年时间开发出与天然骨的成分、结构和机械性能高度一致的人造骨。

Exercise II

Answer omitted.

Chapter 5

Muscular System

Pre-Reading Question

If people, groups, organizations or countries flex their muscles, they do something to impress or frighten people in order to show others that they have power and are considering using it. They may also try to worry an opponent or enemy by publicly showing military, political or financial power. That is, they take some action to let people know how powerful they are.

Example 1: Some very poor or undeveloped nations are beginning to flex their muscles as an important manufacturer of some commodities.

This phrase is sometimes used with an adjective to show a particular kind of influence or power.

Example 2: The attorney general is flexing his legal muscles to enforce gun control laws.

Text A   Structure and Functions of the Muscular System

▶ **Reference Translation**

肌肉系统的结构与功能

肌肉是人体不可缺少的一部分，为人体各种运动提供力量。想象一下，骨骼系统如果没有肌肉的依附，人体的结构会是什么样呢。

肌肉系统共由 639 块肌肉组成，它们通过屈曲、收缩和伸展产生各种不同的身体运动。肌肉由肌纤维构成，这类细长的肌细胞内富含收缩要素，通过改变肌肉的长短与形状从而产生运动力量。因此，肌肉是一种收缩组织，其主要功能是参与运动。不同肌肉的收缩和舒张既可以引起身体各部分的运动和全身运动，也可以引起体内脏器官的运动。

运动可分为随意运动和不随意运动两种。随意运动受人的意志控制，而不随意运动不受意志的控制。肌动蛋白和肌球蛋白在肌细胞内滑行重叠引起肌肉收缩，继而产生运动。

有趣的是，"muscle"一词来自拉丁语"musculus"，意指老鼠。某些肌肉形似鼠身，肌腱则代表鼠尾。

根据肌肉所处人体部分的位置与功能，可将肌肉系统分为骨骼肌、平滑肌和心肌三大类（图 5-1）。

骨骼肌是人体内分布最为广泛的肌组织，因为几乎所有的骨骼上都附着有骨骼肌。骨骼肌共占人体体重的 40%，这些肌肉在剧烈劳作或活动后会出现疼痛。骨骼肌通过强韧的纤维结缔组织——肌腱附着于骨骼。肌腱富含的胶原蛋白呈波浪形排列，不仅利于伸展，而且可确保肌肉延伸足够的长度与骨骼充分连接。

骨骼肌属于横纹肌，受躯体神经系统支配并发挥作用。也就是说，骨骼肌是否产生运动或阻抗运动是受个体意志支配的，因此可称之为随意收缩器官。就其位置而言，如其名称所示，骨骼肌通过胶原纤维或肌腱与骨骼紧密相连。

骨骼肌通常成对运动。一块肌肉屈曲（收缩）同时伴有另一块肌肉或肌群的伸长（舒张），以维持平衡。这些拮抗肌可使关节（如肘关节和膝关节）屈伸，肱二头肌和肱三头肌就是一对典型的拮抗肌。肱二头肌收缩时，前臂在肘部向肱二头肌方向弯曲，同时，肱三头肌伸长。当前臂向外伸展至水平位置时，肱二头肌舒展而肱三头肌则屈曲。

收缩致关节屈曲的肌肉称为屈肌，如肱二头肌。收缩致关节伸展的肌肉称为伸肌，如肱三头肌。附着于颅骨、脊柱和胸廓的肌肉称为躯干肌。附着于四肢的肌肉称为远端骨骼肌。

心肌仅见于心脏，发挥向全身泵血的功能。心肌构成了心脏节律的自然起搏器，使心肌产生收缩。与骨骼肌相同的一点是心肌也属横纹肌，然而它们的区别在于心肌属于不随意肌，其运动不受个体意志的控制。心肌细胞与其相互邻近的细胞协同收缩，将血液从心房和心室泵出。心肌的作用至关重要，保证流过冠状动脉血液的充足供给。心肌细胞依靠冠状动脉提供的循环血液补充氧气，同时清除二氧化碳在内的代谢废物。

平滑肌与其他两类肌肉明显不同，其行为不属于随意运动肌，其形状也不属于横纹肌。它们广泛分布于人全身各个部位，例如血管（包括动脉、静脉）、淋巴管、子宫、膀胱、呼吸道、男女生殖系统管道、胃肠道、睫状肌、虹膜、竖毛肌等。分布在不同器官内的平滑肌细胞结构及功能类似，但其诱导刺激的特性却大相径庭。这种在诱导刺激方面存在的显著差异至关重要，确保人体在不同时间完成不同的预定功能。外界刺激诱发平滑肌细胞兴奋，从而产生收缩。肌动蛋白和肌球蛋白的肌丝滑行彼此重叠使平滑肌收缩，随后舒张，推动脉管或管道有节律地运动。

除了产生运动之外，肌肉还发挥其他重要功能：保持稳定、维持姿势和产生热量。肌肉的支撑作用能有效地为人体提供适度的力量与稳定性，维持直立姿势。在大脑支配下，人体只有依靠肌肉的力量才能保持平衡。如果没有这些可收缩的肌肉，人既无法站立也无法维持坐姿，只能保持平躺，或移动缓慢，步履无力蹒跚。骨骼肌中肌纤维持续部分收缩以维持姿势，这就是常说的肌张力。此外，肌肉收缩可产生热量，这部分热量对维持体温至关重要。

另外，骨骼肌还包围并保护脆弱的内脏，尽管这一功能不常被提及。而且，平滑肌还构成瓣膜以调控物质通过体内的通路。

▶ Key to Exercises

Exercise I

1. B　2. C　3. D　4. C　5. D　6. C　7. C　8. A　9. C　10. A

Exercise II

1. B　2. G　3. J　4. A　5. E　6. I　7. C　8. F　9. H　10. D

Exercise III

1. visible　　2. skeleton　3. posture　　4. extension　5. voluntarily

6. impulse　7. ligaments　8. limbs　　9. strength　10. organs

Exercise IV

1. 肌肉由肌纤维构成，这类细长的肌细胞内富含收缩要素，通过改变肌肉的长短与形状从而产生运动的力量。

2. 骨骼肌是人体内分布最为广泛的肌组织，因为几乎所有的骨骼上都附着有骨骼肌。

3. 心脏肌肉（也称心肌）仅见于心脏，发挥向全身泵血的功能。

4. 平滑肌与其他两类肌肉明显不同，其行为不属于随意运动肌，其形状也不属于横纹肌。

5. 除了产生运动之外，肌肉也发挥其他重要功能：保持稳定、维持姿势和产生热量。

Exercise V

In human anatomy, the biceps muscle is a two-headed muscle that lies on the upper arm between the shoulder and the elbow. The triceps muscle is the major muscle on the back of the upper limb of the human body. Biceps and triceps are a pair of the antagonistic muscles. When the biceps muscle flexes, the forearm bends in at the elbow toward the biceps; at the same time, the triceps muscle lengthens. When the forearm is bent back out in a straight-arm position, the biceps lengthens and the triceps flexes. Therefore, they are also respectively called flexors and extensors.

Text B　Diseases of the Muscular System and Their Treatment

▶ Reference Translation

肌肉系统疾病与治疗

研究发现许多疼痛性和扰人疾病都和肌肉系统相关。有些疾病容易治愈，一些疾病则为慢性，持续时间较长。而另一些疾病若不尽早诊断治疗，则难以治愈。根据患病种类与严重程度的不同，病人通常需要咨询或求助于骨科医师、风湿科医师以及神经科医师等。多数情况下，患者会感觉肌肉、关节及周围组织急性严重疼痛或慢性疼痛或不适。

肌肉营养不良是一组以肌肉骨骼系统无力、运动障碍为特点的肌肉疾病，其典型特征为骨骼肌进行性无力、肌肉蛋白缺陷、肌细胞和组织死亡。肌肉营养不良的诊断主要依据肌肉活检、血清中肌酸磷酸激酶升高、肌电图、心电图以及脱氧核糖核酸检测结果。目前，任何类型的肌肉营养不良均无特效治疗方法。理疗、有氧运动、低剂量促蛋白合成类固醇、泼尼松补充剂均可预防肌挛缩，维持肌张力。在某些情况下，需要使用矫形器或矫形手术来改善患者生活的质量。强直性肌肉营养不良伴有肌强直（即强有力的肌肉收缩之后肌肉舒张延迟），可采用奎宁、苯妥英或美西律等药物治疗，但目前仍未发现长效的治疗方法。

重症肌无力是一种慢性自身免疫性神经肌肉疾病，以不同程度的发作性肌无力为特征。该病主要由突触后膜乙酰胆碱受体的抗体或抗肌肉特异性酪氨酸激酶的抗体介导，其典型的临床特点是活动后肌无力进行性加重，休息后缓解。受累肌多见于支配眼部运动、面部表情、咀嚼、言语及吞咽的肌肉，但这些肌肉并不总是受累；呼吸肌、颈肌、四肢肌也常可受累。重症肌无力由神经肌肉之间传递冲动障碍所致，神经肌肉之间的正常冲动传递在神经肌肉接点（即神经细胞与其支配的肌肉连接处）受阻，从而发病。抗胆碱酯酶药物或免疫抑制剂可治疗重症肌无力。该病发病率为年百万分之三至三十，且随对本病认识的加深而呈上升趋势。重症肌无力需与先天性肌无力综合征相区分开，后者的症状与重症肌无力相似，但免疫抑制剂的治疗对其无效。

纤维肌痛以慢性弥漫性疼痛和触摸痛为特点，病因不明，但普遍认为其发病与心理、遗传、神经生物和环境等多种因素有关。纤维肌痛的症状不仅局限于疼痛，也常伴有虚弱性疲劳、睡眠障碍、关节僵硬等临床表现。有些患者曾出现吞咽障碍、大小便异常、麻木、刺痛和认知障碍的症状。纤维肌痛常与某些精神疾病共同发病，例如抑郁、焦虑及应激相关疾病（如创伤后应激障碍）。已证明，服用非处方止痛药、经常性的体育锻炼以及心理咨询可能非常有利于缓解本病症状。尽管在某些情况下，任何方法都无法缓解疼痛，但该病并不会危及生命，也不会造成身体的进行性残疾或损伤。

炎性肌病是原因未明的（特发性）引起肌无力的自身免疫病，受累肌多为四肢肌肉，导致活动困难。有时支配吞咽或发声的肌肉也可受累，甚至累及呼吸肌。与经常累及眼外肌与面部肌的重症肌无力不同，炎性肌病极少对面部肌肉造成影响。该病可影响心肌，导致心力衰竭或心律失常。某些情况下，炎性肌病可在无其他临床表现的情况下发生，也可以是较为严重的自身免疫性疾病（如系统性红斑狼疮）的一部分。该病的一个标准治疗方案为使用糖皮质激素。糖皮质激素有很强的抗炎作用和免疫调节作用，多数炎性肌病可通过单独使用糖皮质激素治愈。有时，单独用药疗效不佳，需联合使用改善病情药物，如甲氨蝶呤、硫唑嘌呤，甚至环磷酰胺。静脉注射丙种球蛋白是用于治疗难治性病例的较新疗法。有时，联合用药十分必要。

肌肉抽搐和痉挛是一种自发性的、常伴有疼痛的肌肉收缩。持续过长时间的肌肉抽搐则称为痉挛。尽管人体所有肌肉均可受累，肌肉痉挛最常见于腓肠肌、足部和手部肌肉。多数情况下，肌肉痉挛虽然伴有疼痛，却并不伤及人体并且与其他疾病无关。从大脑发出电信号到肌纤维舒张，在肌肉收缩过程的任何阶段出现的异常活动都可能导致肌肉痉挛。长时间运动往往会因忽略痛感和疲劳感，从而出现肌肉能量严重不足使肌肉无法舒张而导致肌肉痉挛。在出汗、呕吐、腹泻等水盐大量丧失而致脱水时，肌肉与神经的离子平衡状态受到破坏，妨碍其正常反应与恢复，从而导致痉挛。大多数单纯性痉挛患者只需要耐心等待，进行伸展运动，并不需要特殊治疗。适度伸展并按摩受累肌肉有助于减轻疼痛，加快康复。

肌肉拉伤是由于过度伸展导致肌纤维断裂的肌肉或肌腱损伤，即日常所称的肌肉牵拉伤。发生在韧带的类似损伤则称为扭伤。肌肉拉伤的典型临床特征包括拉伤肌肉附近局部僵硬、颜色改变、瘀伤等。肌肉拉伤不仅见于运动员，日常活动中也可发生。然而，从事体育的人由于肌肉活动量增加，遭受肌肉拉伤的风险更大。伸展四肢、运动前热身以及适当使用提拉技术均有助于预防肌肉拉伤。

▶ Key to Exercises

Exercise I

1. F (Muscular dystrophies are characterized by progressive skeletal muscle weakness and defects in muscle proteins.)

2. T

3. F (Myasthenia gravis is caused by a defect in the transmission of nerve impulses to muscles.)

4. F (Myasthenia gravis improves after periods of rest.)

5. F (Congenital myasthenic syndromes do not respond to immunosuppressive treatments.)

6. T

7. F (In fibromyalgia, the abnormality is never life-threatening and does not bring about progressive disability or damages of the body.)

8. F (Rarely, facial muscles have weakness in inflammatory muscle disease.)

9. T

10. F (A strain is an injury to a muscle or tendon in which the muscle fibers tear as a result of overstretching.)

Exercise II

1. orthopedist	2. locomotion	3. incidence	4. myotonia
5. immunosuppressants	6. disability	7. myositis	8. dehydration
9. cramps	10. sprain		

Exercise III

1. Myasthenia gravis is a chronic autoimmune neuromuscular disease characterized by varying degrees of episodic weakness of the skeletal muscles of the body.

2. Myasthenia gravis must be distinguished from congenital myasthenic syndromes that can present similar symptoms but do not respond to immunosuppressive treatments.

3. Fibromyalgia is frequently comorbid with psychiatric conditions such as depression, anxiety, and stress-related disorders such as post-traumatic stress disorder.

4. Rarely, facial muscles have weakness, as opposed to myasthenia gravis which frequently involves muscles of the eyes and face.

5. Spasms or cramps may be caused by abnormal activities at any stage in the muscle contraction process, from the brain sending an electrical signal to the muscle fiber relaxing.

Exercise IV

1. He might have been afflicted with muscular dystrophy. Physical therapy, deep breathing exercises, splints and braces may help to delay the progression of his problem or to minimize deformities and preserve mobility.

2. The diagnosis for Mr. Li would be chronic inflammatory myopathy and immunosuppressive agents could be the treatment of first choice.

Medicine in China

▶ Key to Exercises

Exercise I

中医还有助于改善重症肌无力患者的健康情况和生活质量，阻止病情进一步恶化和复发。在成功完成医生所制定的治疗方案之后，重症肌无力患者可恢复正常生活，症状也会消失。中医治疗包括中草药、针灸、东方饮食以及生活方式建议，推荐的锻炼形式为太极、气功或瑜伽，这些对重症肌无力患者将大有裨益。

Exercise II

Answer omitted.

Chapter 6

Digestive System ◀

Pre-Reading Question

"Down in the mouth" is the way you look when the corners of your mouth are turned down because you are unhappy. Therefore, when someone is said to be "down in the mouth", it means that he or she seems sad, depressed, dispirited or discouraged, especially as indicated by one's facial appearance. Similar expressions describing someone who is depressed include "in the dumps", "feeling the blues" or "bummed out".

Text A Structure and Functions of the Digestive System

▶ **Reference Translation**

消化系统的结构与功能

消化系统（图 6-1）的结构独特，其专门功能是将食物转变为能量并分解处理食物残渣。解剖学上讲，消化系统分为消化道和附属器官两部分。消化道是一条起自口腔，止于肛管的肌性管道，也称为消化管，包括口、咽、食管、胃、大小肠。胃肠道由胃和肠构成。附属器官包括牙齿、舌、唾液腺、肝、胆囊和胰腺。

口腔位于消化道的最顶端，它是食物进入消化道的第一个器官。食物在口腔内咀嚼、湿润以便得以吞咽。食物经口腔咀嚼后，并不停留很久，而是快速吞咽通过咽部、由食管向下到胃中，并在胃内暂时存储。

咽位于口腔紧后方，是消化管道的起始部位。简言之，咽是消化系统和呼吸系统的共用通道。食管是一条肌性管道，起自咽，穿过胸腔、膈肌直达腹腔。食管通过一系列被称作蠕动的肌肉收缩，将食物推进至胃。

胃位于腹腔的左半部分、肝脏与膈的深面，壁厚，呈 J 字形。胃黏膜细胞可分泌分解食物的强酸和消化酶。不论胃内食物有多少，胃的长度却是恒定不变的，约 25 厘米，但胃的直径却可随胃中食物总量的变化而改变。胃分为四个部分：贲门部靠近心脏，包绕食管括约肌下部，食物经此入胃；胃底部位于贲门部之上，可（通过扩张）暂时容纳食物；胃体部位于胃底区下部，是胃的主要部分；幽门部在幽门括约肌处缩窄延续为幽门管，食物从胃经幽门括约肌进入小肠的第一段——十二指肠。

小肠位于腹腔的中下部，由扇形的肠系膜支撑。小肠分为三部分，即十二指肠、空肠和回肠。在胰腺分泌的消化酶和肝脏分泌的胆汁的作用下，食物在小肠内被分解。小肠通过蠕动将食物向前推进，并使其与胰腺和肝脏分泌的消化液混合。十二指肠对食物进行持续分解，空肠和回肠则主要将营养物质吸收入血流。食物在经过小肠的过程中，由半固态变为液态。水、胆汁、酶、胃黏液共同参与这一食物稠度变化的消化吸收过程。营养物质被吸收后剩余的食物残渣液从小肠排入大肠（或称结肠）。

大肠始于腹腔右下部，分为盲肠、结肠、直肠和肛管。盲肠是大肠的起始部，呈囊袋状，约3英寸（6~8厘米）长。它连有一小突起状的附属物，称阑尾。结肠构成了大肠的大部分，可以分为升结肠、横结肠、降结肠和最末端的乙状结肠。食物在大肠内可继续被消化吸收，但不如在小肠内显著。食物被消化吸收后产生的废物经直肠和肛门排出体外。

唾液腺、胰腺、肝脏和胆囊是消化系统的附属器官。肝脏、胆囊和胰腺分别通过导管将胆汁和胰液分泌到十二指肠。小肠通过分泌激素来调控消化液的分泌。

胰腺位于腹腔深部，紧贴于腹后壁，是一个呈长条形、扁平状的器官，既有内分泌功能又有外分泌功能。

肝脏位于右上腹，膈下，常达膈膜下第四肋间隙，是人体功能最丰富的脏器，也是最大的腺体。肝脏在碳水化合物、脂肪和蛋白质的正常代谢过程中起重要作用。肝脏在糖代谢中将葡萄糖转换为糖原储存，以供体细胞需要。在某种意义上，肝脏相当于肠道吸收营养物质进入血液的屏障。肠道血流入肝脏时，肝脏将有毒物质清除，维持血中物质成分的恒定。除此之外，肝脏还可产生热量，并对某些具有潜在毒性的药物和酒精解毒。

胆囊位于肝脏腹面，是呈梨形的肌性囊状结构。肝脏细胞分泌胆汁到胆小管。这些胆小管与肝小叶相连，逐渐汇成胆总管并注入十二指肠。剩余的胆汁经胆管返回并储存在胆囊中。胆汁内含胆盐、胆色素、胆固醇和电解质，胆囊通过吸收水分而使胆汁浓缩。

▶ Key to Exercises

Exercise I

1. B　2. C　3. B　4. D　5. A　6. D　7. C　8. A　9. C　10. B

Exercise II

1. esophagus   2. diaphragm   3. peristalsis   4. gallbladder

5. mesentery   6. appendix   7. ileum   8. glucose

9. cecum   10. liver

Exercise III

1. breakdown   2. saliva   3. esophagus   4. juices   5. mucus

6. contraction   7. digestion   8. minerals   9. colon   10. rectum

Exercise IV

1. 消化系统的结构独特，其专门功能是将食物转变为能量并分解处理食物残渣。

2. 胃黏膜细胞可分泌分解食物的强酸和消化酶。

3. 小肠位于腹腔的中下部，由扇形的肠系膜支撑。

4. 肝脏位于右上腹，膈下，常达膈膜下第四肋间隙，是人体功能最丰富的脏器，也是最大的腺体。

5. 胆汁内含胆盐、胆色素、胆固醇和电解质，胆囊通过吸收水分而使胆汁浓缩。

Exercise V

The liver is the largest gland in the body. It is situated on the right side the abdomen and often reaches the fourth intercostal space under the diaphragm. The liver plays various essential functions, one of which is the normal metabolism of carbohydrates, fats and proteins. In carbohydrate metabolism, it turns glucose into glycogen and stores it. Besides, the liver is responsible for the filtration of the blood. During this process, the liver removes poisonous substances and keeps the contents of the blood constant. Additionally, the liver produces body heat and detoxifies many harmful substances.

Text B   Diseases of the Digestive System and Their Treatment

▶ **Reference Translation**

消化系统的疾病与治疗

影响消化系统正常功能的疾病称为消化系统疾病，也称胃肠道疾病，包括消化器官、消化道和食物消化过程的病变。

食管和胃疾病

胃食管反流病是胃酸从胃内反流至食管，引起食管黏膜损伤而导致的慢性疾病，它通常由胃与食管间屏障改变引起。胃食管反流病的病因包括维持胃上端闭合的食管下括约肌异常松弛、食管排出胃内反流物能力受损和食管裂孔疝。这些变化可以是永久性的，也可以是暂时的。该病典型的治疗方案包括改变生活方式、服用质子泵抑制剂、H₂受体拮抗剂以及抗酸药物等，药物治疗无效的患者可选择手术治疗。

胃溃疡是由于某些部位胃黏膜保护屏障（层）受损，导致胃酸对胃黏膜上皮造成损伤而引发的糜烂或疼痛。绝大多数胃溃疡由一种叫作幽门螺杆菌的细菌引起，也可能由服用水杨酸类药物、非甾体抗炎药引起。单独使用抗生素或抗生素联合胶体铋剂可治疗胃溃疡。无论何种病因引起的胃溃疡，通过服用抑酸药以中和或减少胃酸分泌，有助于促进消化性溃疡的愈合。除此之外，有必要避免进食加重腹痛和腹胀的食物。消除胃溃疡的可能诱发因素，如服用非甾体抗炎药、酒精和尼古丁等对预防胃溃疡的发生也很重要。

上消化道出血

上消化道出血通常是指食管、胃、十二指肠内的出血。通过呕血或大便性状的改变（黑便）可发现出血的存在。根据失血量的不同，可能出现循环血容量不足的症状，甚至休克。因此，上消化道出血是一种急症，需要急诊住院诊治。它可由消化性溃疡、糜烂性胃炎、食管静脉曲张引发，也可由某些不常见的原因引起，如胃癌。根据出血的不同部位，可应用内镜治疗降低再出血的风险。止血后患者应口服铁剂并恢复正常饮食。使用H₂受体拮抗剂可有效地减少出血。尽管随着内镜治疗和药物治疗水平的不断提高，手术治疗已不再是常规疗法，但对于复发性以及难治性出血仍可选择手术治疗。

小肠和大肠疾病

阑尾炎是一种以剧烈腹痛为主要表现的疾病。发病时，阑尾腔的内容物大量增加，甚至可引起阑尾穿孔，引起诸如腹膜炎和脓毒血症等严重并发症。由于阑尾穿孔引起的高死亡率，很多阑尾炎患者需行阑尾切除术，开腹切除炎症阑尾。

　　肠易激综合征是以肠痉挛、腹痛、腹胀、腹泻和便秘为主要症状的综合征。尽管肠易激综合征给患者带来痛苦，但它并不会诱发癌症等严重疾病，也不会长期损害大肠。多数肠易激综合征的患者可通过改变饮食、服用药物和减压等方式来缓解症状。

肝胆疾病

　　患肝脏疾病时可能会出现黄疸。黄疸是由血中胆红素升高引起的皮肤、巩膜及其他黏膜的黄染（色素沉着）。黄疸通常是肝炎或肝癌的体征，也常提示有钩端螺旋体病或由胆结石、胰腺癌等引起的胆管梗阻。

　　肝炎是以肝脏组织出现炎症细胞为特点的肝脏病变。通常情况下，病毒性肝炎的产生有以下几种形式：甲型肝炎通常是通过饮用污染的水而引起的感染；乙型肝炎最常见的传播途径为性接触，也可通过输血或使用污染的针头传播。艾滋病也通过相同的途径传播，但是乙肝病毒比艾滋病毒传染性更大。庆幸的是有一种疫苗可预防乙肝。丙型肝炎尚无疫苗可预防，通常因接触感染血液而染病，可导致慢性肝炎、肝癌甚至死亡。

　　肝硬化是各种肝病长期损伤肝细胞而引起的肝脏不可逆性病变，其典型特点为纤维组织和新生结节替代了正常的肝脏组织，这些变化最终导致肝功能损伤。尽管引起肝硬化的最常见原因是乙肝、丙肝、嗜酒以及脂肪肝等，但是也可由其他病因所致。而某些肝硬化属于特发性的。腹水是肝硬化最常见的并发症，可能导致患者生存质量下降、感染风险增加或长期预后不良。肝性脑病和食管静脉曲张出血是除腹水外潜在威胁患者生命的并发症。治疗肝硬化的关键在于控制疾病的进展并预防并发症。如果肝脏损害进行性加重，甚至导致肝功能衰竭，病人需要接受肝移植。

　　胆囊炎发作最主要的原因是胆囊结石堵塞胆管，造成胆汁在胆囊内淤积引起胆囊内压增高。胆汁浓缩、压力增高、细菌感染均可刺激并损伤胆囊壁，引起胆囊炎症和胆囊肿胀。通常，女性患胆囊炎的概率是男性的两倍。延误急性胆囊炎的诊治，将导致其发病率和死亡率显著升高。无并发症的胆囊炎患者预后极好，但超过25%的病人可出现并发症或需要手术治疗。

▶ Key to Exercises

Exercise I

1. T

2. F (Surgery may be an option in those who do not respond to medical intervention.)

3. F (Antibiotics are often used alone or in combination with bismuth

subsalicylate in the treatment of gastric ulcers.)

4. T

5. T

6. T

7. F (Hepatitis A is usually acquired from drinking sewage-contaminated water.)

8. T

9. T

10. F (If liver damage progresses to liver failure, patients may need liver transplantation.)

Exercise Ⅱ

1. F 2. D 3. J 4. E 5. I 6. B 7. C 8. G 9. H 10. A

Exercise Ⅲ

1. Neutralizing or reducing stomach acid by taking drugs that directly inhibit the stomach's production of acid in the stomach promotes healing of peptic ulcers regardless of the cause.

2. Many cases of appendicitis require removal of the inflamed appendix by laparotomy due to the high mortality associated with rupture of the appendix.

3. In spite of the distress it brings about, IBS does not incur serious diseases, such as cancer; neither does it permanently harm the large intestine.

4. Ascites is the most common complication of cirrhosis and it may be associated with a poor quality of life, increased risk of infection, or a poor long-term outcome.

5. Concentrated bile, pressure, and sometimes bacterial infection irritate and damage the gallbladder wall, causing inflammation and swelling of the gallbladder.

Exercise IV

1. This girl might have been afflicted with appendicitis. Her appendicitis requires removal of the inflamed appendix.

2. The majority of gastric ulcers are caused by bacteria called Helicobacter pylori or by taking certain medications. The goal for treatment is to manage and reduce gastric acidity. He should be placed on some antacids.

Medicine in China

▶ Key to Exercises

Exercise I

1960 年，吴孟超提出了具有革新性的"五叶四段"肝脏解剖理论，这一理论极大改善了中国医生过去使用的双肺叶模型。同年，吴孟超成功主刀完成国内第一例肝脏切除手术。20 世纪 80 年代，吴孟超完善了一种全新的入肝血流阻断技术，此技术摆脱受控条件，可以在室温下进行，手术中夹紧肝静脉和肝动脉，以减少失血并保护肝组织，全世界的外科医生至今仍在使用这项技术。

Exercise II

Answer omitted.

Chapter 7

Cardiovascular System

Pre-Reading Question

"One's heart misses a beat" is an idiom used when a person becomes completely excited, surprised or frightened by something. The idiom can also be phrased as "one's heart skips a beat".

For example, if you were surprised by the news about your friend's pregnancy, you can say, "My heart missed a beat when I heard the news that she was pregnant."

Text A Structure and Functions of the Cardiovascular System

▶ Reference Translation

心血管系统的结构与功能

心血管系统由心脏、血管和血管中运输的血液（血量约 5 升）组成。心血管系统由人体最勤劳工作的器官——心脏提供动力，负责向全身输送氧气、营养物和激素，并把细胞中产生的废物运到体外。

心脏重约 200~425 克，比拳头略大些。在一个人漫长的生命走到终点时，心脏可能已跳动（扩张和收缩）了约 35 亿多次。实际上，人的心脏每天平均跳动 10 万次，泵出约 2000 加仑（7571 升）血液。

心脏位于纵膈膜内（纵膈膜位于胸骨后，两肺叶形成的胸腔内）。心脏的底部尖端，也称作心尖，朝向左部，约 2/3 的心脏位于中线左侧，而另外三分之一的心脏位于中线右侧。心脏的顶部，被称作心底，与人体的大血管相连，如主动脉、腔静脉、肺动脉和肺静脉（图 7-1）。

心包膜为双层囊状结构，包裹在心脏周围。心包膜的外层包围在心脏主要血管根部，通过韧带与脊柱、纵膈和人体其他部位相连。内层与心脏肌肉相连。体液将两层膜分开，使心脏可自如跳动，同时仍然与人体相连。

心脏内有四腔。上部的空腔被称为左、右心房，而下部的空腔被称作左、右心室。

被称作间膈的肌肉壁把心房分为左心房和右心房，把心室分为左心室和右心室。左心室是心脏内最大最强有力的腔，左心室的腔壁仅有半英寸厚，但却有足够的力量将血液泵出主动脉瓣并输送到全身。

共有四种瓣膜调控心脏内血流：三尖瓣控制血液从右心房流动到右心室。肺半月瓣膜控制血液从右心室流入肺动脉，运输血液到肺部以交换氧气。二尖瓣控制来自肺部的富含氧气的血液通过左心房流入左心室。主动脉瓣的开放可使富含氧气的血液通过左心室进入人体最大的动脉——主动脉，通过主动脉，血液被输送到人体的各个部位。

人体有两个主要的循环环路：肺循环和体循环。肺循环将缺氧血液从右心房、右心室运输到肺部，并把富氧血送回左心房。而体循环负责将含氧血液从左心房和左心室运输到主动脉，进而通过分支动脉把新鲜的含氧血液传输到人体各部位，带走人体组织产生的废物，再把脱氧血返回到心脏右侧。

来自心肌的电脉冲促使心脏跳动（即收缩），这种电脉冲信号始于位于右心房顶部的窦房结，窦房结有时被称作心脏的"天然起搏器"。当电脉冲从这个天然起搏器释放时，会导致心房收缩。随后信号穿过房室结，房室结探测到信号后，再通过心室肌肉纤维传送信号，引起心室收缩。窦房结以固定的速率发送电脉冲，但人体心跳速率仍会根据体力需要、压力和激素水平而发生改变。

心跳是分为两阶段的泵血动作，可在约一秒钟内完成。这两个阶段被称作舒张期和收缩期。当心室壁舒张时，血液从腔静脉和肺静脉流入心脏，称为舒张期。舒张期中三尖瓣和二尖瓣打开，血液分别从左、右心房流入左、右心室，而肺瓣膜和主动脉瓣在舒张期关闭。随后在收缩期，左右心室壁收缩，把血液泵入肺动脉和主动脉。三尖瓣和二尖瓣在收缩期关闭，防止血液返流回心房。

所有的血管都覆盖着一薄层单层扁平上皮，叫作血管内皮，可使血细胞留存在血管内，并防止形成血凝块。血管分三大类，分别是动脉血管、毛细血管和静脉血管。动脉血管负责把含氧血从心脏输送到全身组织。由于要运载来自心脏强有力泵出的血液，动脉血管就要承受高的血压水平。为了能承受这种压力，动脉血管壁较其他的血管壁更厚、更有弹性，也更强健。小动脉血管是从动脉血管末端分支出的狭窄血管，可将血液输送到毛细血管。毛细血管是人体内最常见的、最细、最短的血管，一端连接着小动脉，另一端连接着小静脉。毛细血管把血液运输到最近的组织细胞，与细胞交换气体、营养物和废物。静脉血管壁比动脉血管壁薄，负责将血液从组织运输回心脏。静脉血管几乎没有弹性组织，较动脉血管有较少的结缔组织，承受的血压也极低。静脉内有瓣膜防止血液返流，保证血液朝单一方向流动。

心血管系统有三个主要功能：运输物质、防御病原体、调节人体内部平衡。（1）运输功能：心血管系统会把人体必需的营养物和氧气输送到人体组织，并把废物从人体组织中运出。（2）保护功能：心血管系统会通过白细胞保护人体。白细胞负责清除体细胞内的残留物并抗击侵入人体的病原体。血小板和红细胞形成血痂，可愈合伤口，防止病原体进入人体，也避免体液从人体渗出。（3）调节功能：

心血管系统可帮助调节人体，维持多项内部状态平衡。在过于炎热的状态下，靠近皮肤表面的血管会舒张，使血液把热量传出体外。另外，由于血液中存在碳酸氢根离子，可作为缓冲溶液，调节人体 pH 值平衡。

由于血液和血管对人体非常重要，因而保护心血管系统的健康格外必要。心血管系统是人体的"孺子牛"，不断把血液输送到细胞中。一旦这一重要的系统停止工作，人的生命就会终止。

▶ Key to Exercises

Exercise I

1. C   2. A   3. B   4. A   5. D   6. C   7. C   8. D   9. B   10. A

Exercise II

1. pulmonary artery
2. pulmonary vein
3. left atrium
4. left ventricle
5. right ventricle
6. inferior/lower vena cava
7. right atrium
8. superior/upper vena cava
9. aorta
10. myocardium

Exercise III

1. chambered   2. lungs   3. thoracic   4. wall   5. septum
6. deoxygenated   7. veins   8. arteries   9. pumping   10. heart

Exercise IV

1. 体液将两层膜分开，使心脏可自如跳动，同时仍然与人体相连。

2. 主动脉瓣的开放可使富含氧气的血液通过左心室进入人体最大的动脉——主动脉，通过主动脉，血液被输送到人体的各个部位。

3. 房室结探测到信号后，再通过心室肌肉纤维将信号传送，引起心室收缩。

4. 所有的血管都覆盖着一薄层单层扁平上皮，叫作血管内皮，可使血细胞留存在血管内，并防止形成血凝块。

5. 心血管系统会把人体必需的营养物和氧气输送到人体组织，并把废物从人体组织中运出。

Exercise V

The pulmonary circulatory system sends oxygen-depleted blood away from the heart through the pulmonary artery to the lungs and returns oxygenated blood to the heart through the pulmonary veins. Oxygen-depleted blood from the body enters the right atrium through the superior and inferior venae cavae. The blood is then pumped through the tricuspid valve into the right ventricle. From there it is pumped through the pulmonary valve into the pulmonary artery on its way to the lungs. When it gets to the lungs, carbon dioxide is released from the blood and oxygen is absorbed. The pulmonary veins send the oxygen-rich blood back to the heart.

Text B Diseases of the Cardiovascular System and Their Treatment

▶ Reference Translation

心血管系统的疾病与治疗

心血管系统的疾病可分为四类，分别是心脏疾病、血管疾病、先天性心脏病和心律失调。

心脏疾病

冠状动脉疾病往往是动脉硬化的结果，脂肪化合物在冠状动脉血管内壁沉积。随着硬化的斑块在动脉内积累，原来光滑的血管壁变得粗糙。动脉硬化之所以危险，有两个原因：首先，动脉硬化造成的血管狭窄使血管失去灵活性，并易堵塞；其次，动脉壁的粗糙化易使血管破裂或使血液异常凝结，形成血栓阻塞。在这两种情况下，血流都会减少或完全停止，导致部分心肌坏死。死亡的心肌组织区域被称作梗死，梗死的区域最终由结痂组织替代。冠状动脉堵塞的治疗包括用药、经皮腔内冠状动脉成形术、冠状动脉内定向切除术和冠状动脉搭桥手术。

心绞痛因心肌供血不足造成。心绞痛常常因心肌供氧需求的增长而引发，比如在用力或压力状况下。心绞痛在专业意义上并不是一种疾病，而是冠状动脉疾病的一种表现。对于急性发作的心绞痛，可舌下服用硝酸甘油治疗，这种药属于硝酸盐的一种，是强效的血管扩张剂和肌肉松弛剂。

充血性心衰的发作是由于心脏不能泵出人体所需的足够血液量（从静脉回到心脏的血液量要大于从动脉流出心脏的血液量），血液会在肺部积聚，造成肺水肿。右心衰竭引起的血流淤积可导致液体在腹部器官和腿部皮下组织内积聚。充血性心衰虽然可为急性发作，但通常经过好几年的缓慢发展而显现。治疗方式包括降低饮食中的盐量摄入，或采用利尿剂促使液体排出。

心内膜炎指心脏瓣膜或腔室膜的感染，通常由细菌或其他微生物的直接侵入引发，会导致瓣膜尖变形。对心脏瓣膜的破坏会造成被称作疣状赘生物的损伤，这些赘生物可能会脱落，进入血流，形成栓子滞留在其他器官内。如果栓子滞留在皮肤的小血管内，就会出现叫作瘀点的多点出血。抗生素可有效治疗细菌性心内膜炎，疗程可能需要持续几周。

心包炎通常由包围心脏的心包膜被细菌感染而导致。在大多数情况下，心包炎继发于人体其他部位的疾病（如肺部感染）。症状有心神不安，发热、胸痛以及心包腔积液。积液所造成的心脏压迫被称作心脏压塞。如果出现大量液体时，肺静脉的压力就会减缓从肺部的血液返流，过多的液体可通过心包穿刺术排出。

风湿性心脏病由风湿热引起。风湿热是一种常发生于儿童中的疾病，由链球菌感染造成，病程可持续几周。风湿热的一次或多次发作对心脏，尤其是心脏瓣膜造成损伤。心脏瓣膜（尤其是二尖瓣）会发炎红肿，形成疤痕，不能正常开放和闭合。风湿性心脏病的治疗方式有减少活动、用药控制心律不齐、采用手术修复或置换瓣膜，或采用抗凝治疗预防血栓形成。

血管疾病

动脉瘤指在血管壁薄弱部位形成动脉局部的膨大，这个薄弱的区域会随着动脉的搏动而膨出。动脉瘤的危害在于：当血管壁向外凸出时，会变得越来越薄，最终会发生破裂，造成大出血甚至死亡。动脉瘤的治疗应依据涉病的不同血管而制定不同方案。对于脑血管的小动脉瘤（即颅内小动脉瘤），可采用小夹子阻断血管，而对于如主动脉等大血管而言，就需要切开动脉瘤，在主动脉瘤内植入人工支架修复。

高血压是指病人的血压比正常值高。大多数的高血压都是原发性高血压，即血压升高的原因是自发性的。在成年人群中，血压等于或高于 140/90mmHg 被认为患有高血压。利尿剂、β-受体阻滞剂、血管紧张素转化酶抑制剂和钙通道阻滞剂都可用于治疗原发性高血压。减肥、控制盐摄入、减少饮食中的脂肪摄入也对治疗有重要作用。继发性高血压常伴有身体其他部位损伤，如肾小球性肾炎或肾上腺疾病，这些疾病往往引起血压升高。

先天性心脏病

法洛四联症以法国医生艾蒂安-路易·阿蒂尔·法洛的名字命名，是一种先天性心脏异常（畸形），有肺动脉瓣狭窄、心室间隔缺损、主动脉右移和右心室肥大四种缺陷。患此病的婴儿被称为"紫绀儿"，因为出生时身体出现严重的紫绀。通常需要手术来修复各种心脏缺陷。

主动脉狭窄是一种先天性心脏缺陷，特征为主动脉的局部狭窄，会导致上肢的血压升高和下肢的血压下降。如果能尽早得到诊断，可通过手术纠正这种心脏缺陷。

动脉导管未闭是指肺动脉和主动脉间的异常开口，通常由于胎儿出生后动脉导管未闭合造成，这种缺陷多见于早产儿中。治疗方式是通过手术闭合动脉导管。

心律失调

心脏传导阻滞是指电脉冲不能有效地通过房室节传导入房室束。窦房节的损坏会导致电脉冲信号太弱，不能激活房室节，信号不能传导入心室。如果这种传导失败仅偶尔发生，心脏有规律地每隔一段时间停跳一次。植入心脏起搏器可有助于克服心脏传导阻滞，形成正常心跳节律。

心房纤颤指心房极其快速而不完全的收缩，引发心房无规律、不协调的抽搐。在如此快的速率下，心室在两次收缩间不能有效收缩或完全恢复。这些低效的收缩会减少血流量，导致心绞痛或充血性心衰。为了恢复正常的心跳节律，可在胸部安装一种被叫作除颤器的电子装置，以矫正异常的心跳节律。

▶ Key to Exercises

Exercise I

1. F (Myocardial infarction refers to the necrosis of a part of the myocardium.)

2. F (Angina is caused by an insufficient blood supply to the myocardium, but congestive heart failure is caused by the insufficient blood pumping capacity of the heart.)

3. T

4. F (Rheumatic heart disease is caused by rheumatic fever which usually occurs in childhood, but the damage to the heart may continue to affect adults.)

5. T

6. T

7. F (Narrowing of the aorta results in increased blood pressure in upper extremities, but decreased pressure in lower extremities.)

8. T

9. F (Heart block is caused by the failure of impulses to activate AV node.)

10. T

Exercise II

1. E　2. D　3. H　4. J　5. A　6. G　7. I　8. C　9. F　10. B

Exercise III

1. The ordinarily smooth lining of the artery becomes roughened as the atherosclerotic plaque collects in the artery.

2. Angina attacks are frequently triggered by conditions that increase oxygen demand of the myocardium, such as exertion or stress.

3. Endocarditis refers to the inflammation of the membrane lining of the valves and chambers of the heart caused by direct invasion of bacteria or other organisms, leading to deformity of the valve cusps.

4. In secondary hypertension, there are always some associated lesions, such as glomerulonephritis, or disease of the adrenal glands, which is responsible for the elevated blood pressure.

5. In order to restore normal heart rhythm, an electrical device called a defibrillator is applied to the chest wall to reverse its abnormal rhythm.

Exercise IV

1. Mr. Liu may be diagnosed as having endocarditis. Fever can be caused by bacterial inflammation of membrane lining of the valves. The damage to the heart valves may lead to vegetations which can be revealed by echocardiogram.

2. The woman may suffer from angina pectoris, which is caused by an insufficient supply of blood to the myocardium, leading to the pain in the chest and the radiated pain in the shoulders and arms. The physical exertion requires more blood supply to myocardium, triggering off angina. The symptom might subside after some rest.

Medicine in China

 Key to Exercises

Exercise I

在这项新研究中，研究人员综述了 35 篇研究论文，涉及来自 10 个国家的 2249 名心血管疾病患者。研究人员发现，中国式的锻炼方法有助于降低受试者的血压，收缩压降低均超过 9.12mmHg 以上，舒张压降低均超过 5mmHg 以上。研究还表明，尽管坏胆固醇（低密度脂蛋白）和甘油三酯水平下降幅度小，但具有统计学意义。

Exercise II

Answer omitted.

Chapter 8

Respiratory System

Pre-Reading Question

Adam's apple, technically known as the laryngeal prominence（喉结）, refers to the lump or protrusion that is formed by the angle of the thyroid cartilage surrounding the larynx. Although both sexes have it, Adam's apple is considered to be a characteristic feature of adult men because its size tends to increase considerably during puberty. Its development is considered as a secondary sexual characteristic of males that appears as a result of hormonal activity.

The origin of this term goes all the way back to the Biblical event where Eve gave Adam a forbidden fruit, which is commonly misrepresented as an apple. The term then basically comes from the legend that when he ate the "apple", the piece got stuck in his throat and made a lump.

Text A Structure and Functions of the Respiratory System

▶ **Reference Translation**

呼吸系统的结构与功能

呼吸系统对每个人来说都非常重要，它是人体的生命线，就如同氧气罐是潜水员的生命线。试想一下，如果你的生命线突然堵塞，并且几秒钟内无法呼吸，这种情况下你会感到多么恐慌！一个人在没有食物的情况下可以生存几周，没有水可以生存几天，但是没有氧气却只能生存几分钟。

呼吸系统的主要功能是为人体细胞提供维持生命所需要的氧气，并将其产生的废物二氧化碳排出，呼吸可以实现这一重要功能。携带氧气的空气在吸气时进入体内，携带二氧化碳的空气通过呼气排出体外。呼吸系统正是通过气体交换来维持一个稳定的（内）环境，从而使人体细胞有效地发挥功能。

呼吸过程涉及呼吸系统各个部分功能的正确发挥。呼吸系统可分为两部分：上呼吸道和下呼吸道。上呼吸道包括鼻、咽、喉，下呼吸道由气管、支气管和肺组成。在肺内，每一个支气管分支为细支气管，这些细支气管的终端是成千上万的极小的薄壁囊，这些囊称为肺泡。图8-1展示了呼吸道的广泛分支系统，这个气流分布系统或许可以被看作是一个倒置的大树：气管是树干，支气管是树枝。

肺位于胸腔内，胸腔形状和大小的改变可以导致胸腔和肺内空气压力的改变。气体压力的差异使空气从压力高的区域流向压力低的区域，从而导致空气进入和排出肺部。吸气肌包括膈肌和肋间外肌，引起吸气过程中胸腔容积的增加。膈肌位于肺的下部，肋间肌位于肋骨之间。膈肌收缩时向下朝腹腔移动，可以使胸腔从顶端到底端的空间变大。肋间肌收缩可以增加胸腔的前后和左右空间，从而增加胸腔容积。吸气肌收缩增加了胸腔的容积，使肺内气压低于大气压，将气体吸入肺部。当吸气肌松弛时，胸腔容积缩小，肺内压升高，从而使气体从肺内排出。这个静态的呼气是一个被动的过程，因为不需要肌肉收缩。当我们说话、唱歌或从事重体力劳动时，可能需要用力呼气来增加空气流通的速率和深度。在用力呼气时，呼气肌（肋间内肌和腹肌）收缩来辅助将气体排出肺部。当肋间内肌收缩时，胸腔内陷，降低胸腔的前后径大小。腹肌收缩压缩腹腔器官，推动膈肌上移，从而进一步降低胸腔容积，增加胸腔压力，排出气体。

肺泡是氧气和二氧化碳气体交换的地方，这些海绵状充满气体的小囊被毛细血管所包围。吸入的氧气进入肺泡，然后通过毛细血管扩散进入动脉血液。同时，静脉血液中的废气二氧化碳被释放进入肺泡，二氧化碳在呼气时通过同样的途径排出肺内。肺泡的两个结构特点有助于气体交换：第一，每一个肺泡壁及其周围的毛细血管壁都是由单层细胞构成，这就意味着毛细血管中的血液与肺泡中空气之间的屏障厚度可能小于1微米。这个极薄的屏障被称为呼吸膜。第二，肺部有数百万个肺泡，它们一起形成一块巨大的表面积（比人体的总表面积大很多倍），以利于气体的快速交换。

呼吸道黏膜是位于呼吸道表面的一层膜，覆盖了鼻腔、喉、气管和支气管树等的表面。呼吸道黏膜由含有纤毛和杯状细胞的假复层柱状上皮构成，并且其表面覆盖一层保护性黏液，这是很重要的空气净化机制，只有声带没有黏膜包被。每天有超过125毫升的呼吸道黏液产生，当污染物如灰尘、花粉和细菌黏着于黏液并被滞留在呼吸道时，吸入的空气就被净化了。支气管树表面有数以百万计的毛状纤毛，通常，这些纤毛只向一个方向拍打和移动，这样含有吸入污染物的黏液会从支气管树的下部向上移动。当含有这些碎屑的黏液到达咽部时，通常可以被吞咽并运往酸性环境的胃内。

▶ Key to Exercises

Exercise I

　　1. D　2. C　3. A　4. D　5. B　6. C　7. B　8. D　9. D　10. A

Exercise II

1. nose   2. pharynx   3. larynx   4. trachea   5. lung

6. bronchus   7. bronchiole   8. diaphragm

Exercise III

1. inhalation   2. pollutants   3. lining   4. cilia   5. swallowed

6. bronchitis   7. infection   8. mechanism   9. bronchial   10. mucus

Exercise IV

1. 如果你的生命线突然堵塞，并且几秒钟内无法呼吸，这种情况下你会感到多么恐慌！

2. 呼吸系统正是通过气体交换来维持一个稳定的（内）环境，从而使人体细胞有效地发挥功能。

3. 气体压力的差异使空气从压力高的区域流向压力低的区域，从而导致空气进入和排出肺部。

4. 腹肌收缩压缩腹腔器官，推动膈肌上移，从而进一步降低胸腔容积，增加胸腔压力，排出气体。

5. 支气管树表面有数以百万计的毛状纤毛，通常，这些纤毛只向一个方向拍打和移动，这样含有吸入污染物的黏液会从支气管树的下部向上移动。

Exercise V

In the lungs, oxygen and carbon dioxide are exchanged in the tiny air sacs called alveoli at the end of the bronchial tubes. The alveoli are surrounded by capillaries. When a person inhales, oxygen moves from the alveoli to the surrounding capillaries and into the bloodstream. At the same time, carbon dioxide moves from the bloodstream to the capillaries and into the alveoli. The carbon dioxide is removed from the lungs when a person exhales. This exchange of gases is how the respiratory system helps maintain a constant environment that enables our body cells to function effectively.

Text B Diseases of the Respiratory System and Their Treatment

▶ **Reference Translation**

呼吸系统的疾病和治疗

在中国，呼吸系统疾病是十大致死原因之一，它们累及呼吸系统各部分，如上呼吸道、气管、支气管、细小支气管、肺泡、胸膜、胸膜腔，以及呼吸神经和肌肉。呼吸系统疾病包括从轻度的自限性疾病（如普通感冒）到威胁生命的细菌性肺炎、肺栓塞和肺癌等疾病。

呼吸道感染

呼吸道感染由细菌、病毒或真菌引起，感染可以影响呼吸系统的任何部位。传统上呼吸道感染分为上呼吸道感染和下呼吸道感染，最常见的上呼吸道感染就是普通感冒。然而，上呼吸道特定器官的感染如鼻窦炎、扁桃体炎、中耳炎、咽炎和喉炎也被认为是上呼吸道感染。下呼吸道感染影响气管和肺，感染包括支气管炎（大气道即支气管的感染）、细支气管炎（小气道即细支气管的感染）、肺气肿、哮喘、哮吼（小儿气管的感染）和肺炎。

流感是上、下呼吸道（包括鼻、喉，偶尔也有支气管和肺）的病毒性感染。流感的特征除了呼吸道症状之外，还伴有畏寒、发热、头痛和肌肉酸痛。流感病毒有几个菌种，流感的死亡率近1%，死者大多数是老人和幼儿。在流感流行期间，其传染广而快，尽管死亡比例比较低，但总死亡人数巨大。流感疫苗可以提供保护，防止流感。

最常见的下呼吸道感染是肺炎，它是肺泡和周围肺组织的感染。许多病菌，如细菌、病毒和真菌都可引发肺炎，吸入液体或化学品也可引起肺炎。年龄超过65岁或小于2岁，或者已经存在健康问题的人群最易感染肺炎。肺炎的症状包括发热、呼吸困难和胸痛。肺炎可以引起肺泡内液体积聚（肺水肿）和肺内空气通气不足。原虫感染可以引起肺囊虫性肺炎，此病罕见，仅见于免疫缺陷的人群。这种类型的肺炎已成为艾滋病人的普遍感染之一。

慢性阻塞性肺疾病

常见慢性阻塞性肺疾病包括哮喘、慢性支气管炎和肺气肿。患哮喘时，支气管平滑肌会周期性收缩，限制空气流动。许多人的哮喘是由于对花粉、灰尘、动物皮屑或其他物质产生过敏性反应引起的。哮喘的治疗包括使用药物松弛支气管平滑肌和减轻炎症。有时会注射药物以降低免疫系统对刺激哮喘发作的物质的敏感性。

支气管炎是由刺激物引发的支气管的炎症，如香烟烟雾、空气污染或感染会引发支气管炎。炎症可导致支气管黏膜肿胀，黏液产生增多，并且纤毛带动的黏液运动减少，最终造成支气管径减小，通气受阻。

支气管炎可发展为肺气肿。支气管狭窄会阻碍空气的流动，使空气在肺部滞留。咳嗽清除积累的黏液时会增加肺泡内的压力，导致肺泡壁破裂，从而发生肺气肿。肺泡壁的缺失导致两个重要的后果：呼吸膜的表面积减少，从而降低了气体交换，并且弹性纤维的缺失降低了肺的回缩和排出气体的能力。肺气肿的症状包括呼吸急促和胸腔扩大。治疗包括去除刺激物的来源（例如戒烟）、促进支气管分泌物的排出、训练呼吸以使呼气最大化，以及用抗生素预防感染。肺气肿的进展可以减缓，但目前还无法治愈。

肺结核

肺结核由结核杆菌引起。结核杆菌在肺部形成病灶，也就是结节。小结节中含有退化的巨噬细胞和结核杆菌。小结节可以引起免疫反应，从而导致较大病灶的形成和炎症发生。小结节破裂，释放的结核杆菌可感染身体或肺的其他部位。近期，出现了一株耐药的结核杆菌，人们担心肺结核会再次成为一种广泛传播的传染病。

肺纤维化

肺纤维化是一种以肺部疤痕为标志的疾病，由肺内多余的纤维结缔组织形成或发展所致。肺纤维化患者一般有用力时发生渐进式呼吸急促（呼吸困难）的病史。有时听诊可在肺底部听到轻微的吸气性爆裂音。胸部 X 射线检查可能会、也可能不会发现异常，但高分辨率 CT 经常能显示出异常。暴露于石棉、二氧化硅或煤尘是最常见的致病原因。然而，大多数情况下肺纤维化的原因尚不清楚，病因不明的肺纤维化被称为特发性肺纤维化。肺纤维化可以缓慢或迅速发展，但不能治愈。目前，肺纤维化的治疗不能去除已经形成的疤痕，许多患者在诊断后仅能生存大约三到五年。

肺癌

肺癌起源于呼吸道上皮组织。不是起源于呼吸道上皮组织的癌症，即使它们出现在肺部，也不称之为肺癌，在美国和中国，肺癌是男、女性癌症死亡最常见的原因，并且几乎所有的患者都吸烟。由于肺部富含淋巴液和血液，肺部肿瘤很容易扩散到身体或肺的其他部位。此外，在病人的症状严重到寻求治疗之前，肺癌通常已到了晚期。肺癌的典型症状包括咳嗽、咳痰和呼吸道堵塞，治疗包括肺部分或全部切除、化疗和放疗。

▶ Key to Exercises

Exercise I

1. F (The flu is a viral infection of the upper and lower respiratory tracts, including the nose, throat and, occasionally, bronchi and lungs.)

2. F (Many germs, such as bacteria, viruses and fungi, can cause pneumonia. You can also get pneumonia by inhaling a liquid or chemical.)

3. T

4. F (During an asthma attack, there are periodic episodes of contractions of bronchial smooth muscle, which restricts air movement.)

5. T

6. T

7. F (According to the text, there is no cure for emphysema.)

8. T

9. F (Dyspnea means shortness of breath.)

10. T

Exercise II

1. C   2. E   3. G   4. B   5. D   6. J   7. I   8. A   9. H   10. F

Exercise III

1. Respiratory diseases range from mild and self-limiting, such as the common cold, to life-threatening entities like bacterial pneumonia, pulmonary embolism, and lung cancer.

2. People most at risk are those who are older than 65 or younger than 2 years of age, or already have health problems.

3. Asthma is a disorder in which there are periodic episodes of contractions of bronchial smooth muscle, which restricts air movement.

4. The inflammation results in swelling of the mucous membrane lining the bronchi, increased mucus production, and decreased movement of mucus by cilia.

5. Cancers arising from tissues other than respiratory epithelium are not called lung cancer, even though they occur in the lungs.

Exercise IV

1. Microorganisms that cause pneumonia are spread through direct contact

with secretions from an infected person's nose and throat. The children in day-care centers are less likely to wash their hands very often, cover their nose when they sneeze, or cover their mouth when they cough. They also share toys, food, and drink. Therefore, once a child is affected by pneumonia, it is most likely that the disease will soon be spread to other children in the day-care center.

2. Mr. Johnson suffered from breathing problems probably due to some lung diseases, including asthma, bronchitis, lung cancer, pneumonia, pulmonary edema, pulmonary fibrosis and tuberculosis.

Medicine in China

▶ Key to Exercises

Exercise I

中日友好医院中西医结合肿瘤内科科主任贾立群表示，中西医疗法结合可以在对付癌前病变、减轻西药不良反应、改善癌症晚期患者生活质量等方面发挥作用。

Exercise II

Answer omitted.

Chapter 9

Nervous System ◀

Pre-Reading Question

"An idle brain is the devil's workshop" is a proverb that means if you do not focus your mind on something productive it is easy for sinful thoughts to fill your head. By contrast, a person who is busy with work—an occupied mind as opposed to an idle one—does not have time to think about doing anything evil.

For example, if parents could not figure out something constructive for their kids to do in the afternoon after school, the kids are likely to come up with some naughty tricks and bring trouble to their parents. In this case, we can say, "An idle brain is the devil's workshop."

Text A   Structure and Functions of the Nervous System

▶ **Reference Translation**

神经系统的结构与功能

神经系统实质上是生物信息的高速公路，负责支配人体所有的生物过程和运动，它由中枢神经系统和外周神经系统组成，中枢神经系统负责加工信息，外周神经系统负责探测和发送神经系统的电脉冲。中枢神经系统是神经系统的中心，由大脑和脊髓组成（图 9-1）。

人脑由胶状稠度的物质构成，包含有一千万亿个神经元，重约 1.5 千克。它是人们情绪产生和思维过程的主要控制中心，分为脑干、大脑和小脑。

脑干连接人脑与中枢神经系统的其他部分，被认为是人脑中最简单的部分，因为在生物进化等级表中的大多数动物都具有类似脑干的结构。人类的脑干区域包含延脑、中脑和脑桥。中脑由被盖和顶盖构成，有助于调节身体运动、视觉和听觉。脑桥位于后脑，与小脑相连调整身体的姿势和运动，脑桥也帮助形成睡眠所需的意识水平。延脑具有维持心率和呼吸等重要人体功能。

小脑位于枕叶下，紧邻脑干，主要负责控制运动，保持身体平衡和传递感官信息。

　　大脑是人脑中最大的一部分，位于脑干和小脑之上，负责智力、创造力和记忆。大脑灰质，即大脑皮层，执行有智生命的几乎所有高级功能，正是大脑皮层将我们的神经冲动转译为可理解和量化的情绪和思维。

　　大脑皮层分为四部分：颞叶、枕叶、顶叶和额叶。额叶位于头的前部，靠近太阳穴和前额。额叶负责复杂大脑的许多高级功能，如创造性思维、解决问题、理解力、判断力、注意力、抽象思维、身体反应、嗅觉和个性等。顶叶位于额叶的后部，接收来自脊髓有关人体各部位位置的信息，并调控全身的运动。颞叶位于与耳平行的位置，解释从听觉通道收到的声音信号。枕叶是大脑四种皮层中面积最小的一部分，位于脑后，解释来自眼睛的视觉神经信号。

　　大脑的边缘系统包含有助于情绪传递的腺体，人体的许多荷尔蒙反应都起始于此区域。边缘系统包括杏仁核、海马、下丘脑和丘脑。杏仁核使人体对情绪、记忆和恐惧作出反应，它占据端脑的很大部分，位于从大脑表层可见的颞叶内。下丘脑大约有一颗珍珠大小，指挥多项重要功能，比如早晨唤醒人们，考试、求职面试时促进肾上腺素分泌。下丘脑也是一个重要的情绪反应中枢，可控制令人高兴、愤怒和抑郁的分子。下丘脑旁边是丘脑，为脊髓和大脑信息交换的场所。下丘脑和丘脑可从弓状神经细胞通道通向海马。海马这个小结块充当记忆的指针，把记忆输送到大脑半球的适当部位进行长期存储，并在需要时有效提取。基底节是丘脑周围的神经细胞簇，用于产生和协调运动。

　　脊髓是一条长的白色管道，内含支持细胞和神经组织，从延脑向下延伸。脊髓有传载信息，协调反射和控制反射三个主要功能。脊髓负责将信息从大脑传入传出。来自人体感觉神经末梢的信息通过传入神经传递到脊髓，然后再沿脊髓传到大脑。同时大脑的信息则通过传出神经传递到人体不同的肌肉和腺体。脊髓也能够自主调节反射，因而可执行整合及交流功能。脊髓还能控制反射，反射活动是指突然的、非自主的、自动的反应，典型表现是人们求生时的本能反应和觉察到危险时的反应。

　　自主神经系统是外周神经系统的一部分，也被称作内脏神经系统或非随意神经系统。自主神经系统是人体众多控制系统中的一个，并在非完全意识状态下运作。它又分为交感神经系统和副交感神经系统。交感神经系统在人察觉到危险或面临威胁时激活人体战或逃的机制。在这种状态下，能量被重新分配，消化功能暂停，瞳孔放大，心率和呼吸频率加快，唾液和汗液分泌增加。而副交感系统则对器官有相反的作用。

　　躯体神经系统也属于外周神经系统，又被称作随意神经系统，通过骨骼肌肉控制调节人体随意活动，其中的传出神经负责肌肉收缩。躯体神经系统又可分为脊神经、颅神经和联络神经。脊神经将感觉信息传输到脊髓，颅神经向脑干传入传出嗅觉、视觉和味觉信息，联络神经则联系并协调感觉输入和运动输出。

中枢神经系统接收并解释来自外周神经系统的信号，并在有意识或无意识状态下向外周系统释放信号。这个信息高速公路由许多被称作神经元的神经细胞组成。

每一个神经元都由位于细胞体内的神经核构成，从细胞体内延伸出很多突起，轴突是其中最长的一个突起，可把信息从细胞内传出。树突是从细胞体延伸出的次级突起。在轴突的末端是轴突末梢，可"插入"另一神经细胞，使得电信号从某个神经元传输到它的靶细胞。轴突末梢会与靶细胞上的感受器相连从而实现细胞间的信息传递。

神经元通常被许多支持细胞所包围，一些细胞裹在轴突周围形成绝缘髓鞘。这些髓鞘包含一种被叫作髓磷脂的脂肪分子，可使轴突绝缘，并有助于神经信号传输得更快更远。当信号到达轴突末端时，会激发小囊泡的释放，这些囊泡会向突触释放被叫作神经递质的化学物质。神经递质随后跨越突触，与相邻细胞的感受器联结。

毫无疑义，神经系统是人体最重要的部分，因为它控制着人体的所有生物过程和意识思维。正因为有此重要性，神经系统被骨骼安全地包围保护起来，即头颅保护大脑，而脊柱则保护脊髓。

▶ **Key to Exercises**

Exercise Ⅰ

1. B   2. D   3. C   4. A   5. C   6. B   7. C   8. D   9. B   10. D

Exercise Ⅱ

1. stem   2. pons

3. cerebellum   4. cortex

5. temporal   6. thalamus

7. reflex   8. somatic

9. sheath   10. synapse

Exercise Ⅲ

1. external   2. react   3. spinal cord   4. Sensory   5. brain

6. response   7. peripheral   8. voluntary   9. visceral   10. consciousness

Exercise IV

1. 神经系统由中枢神经系统和外周神经系统组成，中枢神经系统负责加工信息，外周神经系统负责探测和发送神经系统的电脉冲。

2. 正是大脑皮层将我们的神经冲动转译为可理解和量化的情绪和思维。

3. 反射活动是指突然的、非自主的、自动的反应，典型表现是人们求生时的本能反应和觉察到危险时的反应。

4. 在轴突的末端是轴突末梢，可"插入"另一神经细胞，使得电信号从某个神经元传输到它的靶细胞。

5. 正因为有此重要性，神经系统被骨骼安全地包围保护起来，即头颅保护大脑，而脊柱则保护脊髓。

Exercise V

The limbic system is the collective name for structures in the human brain involved in emotion, motivation, and memory. The thalamus is a large mass of gray matter deep in the forebrain. It is responsible for detecting and relaying information from our senses, such as smell and vision. Located beneath the thalamus is the hypothalamus, a vital portion of the limbic system that is responsible for controlling sleep cycles, body temperature, and food intake. The amygdala is a pair of almond-shaped clusters of neurons located in each temporal lobe on either side of the thalamus. These neurons are involved in memory and emotion, especially fear. The hippocampus consists of two neurons projecting back from the amygdala. This part is important for converting short-term memories into long-term memories.

Text B   Diseases of the Nervous System and Their Treatment

▶ **Reference Translation**

神经系统的疾病与治疗

神经系统的疾病可分为以下几类：退行性、功能性和惊厥性疾病，先天畸形，感染性疾病，脑瘤，创伤性脑损伤，脑血管类疾病。

退行性、功能性和惊厥性疾病

帕金森病是大脑神经退化引起的疾病，常发病于晚年，并引发颤抖、肌无力、运动缓慢等症状。这种缓慢的进行性疾病由缺乏中脑细胞产生的多巴胺造成。运动失调症状包括身体弯曲、曳行步态、肌肉僵直和手臂经常颤抖。对于有轻度症状的病人,抗副交感神经作用药和抗抑郁药有效(可阻滞多巴胺在神经突触间的再吸收)。诸如左旋多巴配以卡比多巴这类药物可提高脑内多巴胺的水平,是控制严重症状的缓解措施。除了药物治疗外,支持性治疗,如理疗也在保持病人运动能力最大化方面起着重要作用。

癫痫是一种慢性的大脑疾病,特征为重复地发作。癫痫发作是大脑内异常、突然的过度放电活动。癫痫发作往往也是潜在大脑病理状况呈现出的症状,例如脑瘤、脑膜炎、血管疾病或头部创伤形成的结痂。成年和儿童中最常见的癫痫发作是强直阵挛型发作,其特征为突然丧失意识、摔倒和强直性肌肉收缩(肌肉僵直),然后发生阵挛(四肢的抽搐扭动)。药物治疗(抗痉挛药)常用来控制癫痫发作。

多发性硬化是中枢神经系统的一种退行性炎症病变,累及脊髓和大脑中的髓鞘,使其硬化或形成瘢痕。多发性硬化多发于 20 至 40 岁的成年人,女性比男性更容易患病。患病类型可分为两种:恶化 - 缓解型,其症状加剧或发作之后完全缓解;另一种是慢性进行性类型,其神经功能逐渐丧失。髓鞘脱失(髓鞘的瘢痕)阻止了神经冲动通过轴突进行传导,导致感觉异常、肌无力、跟趾步态和麻痹,也可能出现视觉和言语紊乱。免疫抑制剂治疗往往有效。

先天畸形

脑积水是指脑内液体的异常积聚。如果脑脊液在大脑或脊髓中的循环受损,这些液体就会在压力作用下积聚在大脑脑室。婴儿脑积水的典型症状是头大脸小。为了缓解脑内压力,从脑室放置导管(分流器)进入腹膜间隙,从而使脑脊液从大脑中不断排出。成人也会因肿瘤和感染发生脑积水。

感染性疾病

脑膜炎指脑膜的严重细菌感染,如果诊断不当或未及时选用适当的抗生素治疗,会导致后续的脑机能衰减,甚至致命的后果。脑膜炎由脑膜炎球菌、链球菌或病毒感染所致。症状包括发热及脑膜刺激体征,如头痛、畏光、颈部僵硬等。抗生素用以治疗较严重的化脓性感染,病毒性感染则只针对症状进行治疗,直到病程结束。细菌性脑膜炎的预后差异很大,可完全治愈,但也会出现各种各样的身体和智力残疾。这些治疗结果与患者年龄及症状出现与治疗开始的间隔时间相关。

脑瘤

脑瘤会导致正常的大脑组织移位和受挤压,引发进行性的神经缺损。脑瘤的临床症状包括头痛、眩晕、呕吐、肌肉力量弱且不协调,以及癫痫。

大多数的原发性脑瘤发生在胶质细胞(神经胶质瘤)或脑膜(脑膜瘤)上,胶质瘤分为星形胶质细胞瘤和少突神经胶质瘤。星形胶质细胞瘤中恶性程度最高的是多形性成胶质细胞瘤。脑膜瘤和神经鞘瘤是另外两种脑瘤,脑瘤常发生在 40 至

70 岁之间，通常是非癌变的，但仍可能因其发病部位或大小不同而导致严重的并发症甚至死亡。手术摘除脑瘤是理想的治疗方案，也可根据发病部位和类型采用放射和化学疗法。类固醇用来消退术后肿胀。

创伤性脑损伤

脑震荡是大脑功能的短暂中断，常伴有持续几秒的意识丧失，短暂的意识丧失通常因头部钝创所致。经历脑震荡的个体在恢复意识后可能会出现头痛以及不记得受伤前后发生的事件。其他症状包括视力模糊、困倦、意识混乱、视觉障碍。

脑血管疾病

当大脑供血受阻或中断时就会发生中风。例如血凝块（血液变稠以至于凝固）就会阻碍或中断血流。有三种类型的中风，脑血栓占所有脑血管疾病的 50%，常发于 50 岁以上人群，多在休息或睡眠时发生。脑凝块的典型诱因是动脉硬化，血管壁的增厚和纤维化造成了粥样斑沉积，进而导致血管直径减小或完全封闭。脑栓塞是由于栓子或血凝块、脂肪、肿瘤的碎片滞留在脑血管内，形成血管堵塞，使得此血管供血的区域缺血。心脏问题如心内膜炎和房颤会导致脑栓塞的形成。当脑血管破裂时，会发生脑出血，致使血液进入脑积液、脑组织和蛛网膜下腔。这类中风经常是致命的，年龄增大、动脉硬化、高血压等会造成脑血管的退化，从而引起这类中风。

脑血管疾病的症状各异，小到不被感知的症状，大到麻木、意识混乱、眩晕，甚至还会出现如昏厥、麻痹和失语等更为严重的障碍。中风的三个主要危险因素是高血压、糖尿病和心脏病。栓塞性中风用抗凝药物治疗或采用颈动脉内膜切除术治疗。

▶ **Key to Exercises**

Exercise I

1. F (Neurological diseases can be classified.)

2. F (Parkinson's disease in patients with mild symptoms can be treated mainly by drugs, while physical therapy is a supportive measure.)

3. T

4. F (Multiple sclerosis mainly affects young female adults.)

5. T

6. F (Antibiotics are effective for bacterial meningitis, but not for viral meningitis.)

7. T

8. T

9. F (Cerebral embolism is caused by the cerebral vessel occlusion.)

10. F (Cerebral thrombosis accounts for 50%, the highest percentage, in stroke incidence.)

Exercise II

1. G   2. H   3. I   4. A   5. C   6. E   7. B   8. J   9. D   10. F

Exercise III

1. In addition to drug therapy, supportive measures with physical therapy play a very important role in keeping the person's mobility maximized.

2. Multiple sclerosis is a degenerative inflammatory disease of the central nervous system attacking the myelin sheath in the spinal cord and brain, leaving it sclerosed or scarred.

3. The outcome of bacterial meningitis varies from complete recovery to miscellaneous physical and mental disabilities.

4. An intracranial tumor causes the normal brain tissue to be displaced and compressed, leading to progressive neurological deficiencies.

5. Cerebral embolism occurs when an embolus or fragments of a blood clot, fat, or tumor lodge in a cerebral vessel and cause an occlusion.

Exercise IV

1. The tremor of Parkinson's disease is a resting tremor that decreases with intentional movement. Therefore, the 64-year-old might be diagnosed as having Parkinson's disease.

2. A considerable number of patients evaluated for dementia are found to have depression. Care must be taken not to overlook this diagnosis as the underlying cause of dementia or an aggravating factor. The patient's loss of spouse and job in the past few months affected multiple aspects of his life. He might fall into the state of depression which later contributed to his development of dementia.

Medicine in China

▶ **Key to Exercises**

Exercise Ⅰ

　　"中国的脑机接口技术发展非常迅速。在某些利基领域，中国与该领域的领先国家处于同一前沿水平，" 中国科学院院士、著名神经外科专家赵继宗表示。脑机接口产业联盟最近发布的一份报告显示，中国和美国是脑机接口技术的重要发源地和市场，而中国在脑机接口非植入式获取和感知技术方面具有领先优势。

Exercise Ⅱ

　　Answer omitted.

Chapter 10

Endocrine System

Pre-Reading Question

The first saying indicates that a poor dietary habit is a major cause of many diseases. The ill diet is compared to the mother since the mother is considered, in some sense, to play a more important role than the father in the development of a child. This saying implies that a healthy diet is vital to a healthy body.

The second saying shows the helplessness of some diabetic people when they struggle to control their blood sugar. They may be able to control their own fate like a captain and be successful in their fields, but they feel helpless and frustrated in their struggle against their high blood sugar.

Text A   Structure and Functions of the Endocrine System

▶ **Reference Translation**

内分泌系统的结构与功能

内分泌系统包括人体所有的腺体及其分泌的激素，这些腺体直接受控于神经系统的指令以及血液中的化学感受器和其他腺体分泌的激素。通过调节身体各个器官的功能，这些腺体帮助维持体内平衡。激素调节许多生命过程，包括细胞新陈代谢、生殖、性征的发育，糖和电解质的平衡、心率以及消化。

内分泌腺

每个内分泌腺向血液中释放特定的激素，这些激素通过血液到达其他细胞，控制或协调许多生命过程。内分泌腺（图 10-1）包括：

· 下丘脑

下丘脑是大脑的一部分，位于脑干的上前方，丘脑的下方。它在神经系统里发挥着许多不同的功能，同时通过支配垂体直接控制内分泌系统。下丘脑里有一种叫作神经内分泌细胞的特殊神经元，它们分泌的激素包括促甲状腺素释放激素、生长激素释放激素、生长激素抑制激素、促性腺激素释放激素、促肾上腺激素释放激素、催产素和抗利尿激素。所有的促释放和抑制激素都影响着垂体前叶的功能。

·垂体

垂体，也称脑下垂体，是连接到下丘脑下部的一个豌豆大小的组织。许多血管包围着垂体并将其分泌的激素运送到全身。垂体位于蝶骨上一个叫作蝶鞍的窝内。实际上，垂体由两个完全独立的部分组成：垂体后叶和前叶。垂体后叶其实并不是腺体组织，而是神经组织。它是下丘脑的一小段延伸，下丘脑内的部分神经分泌细胞的轴突延伸通过垂体后叶。垂体前叶是垂体腺真正的腺体部分，其功能受下丘脑分泌的促释放和抑制激素的控制。

·松果体腺

松果体腺是位于丘脑正后方的一个小松果形腺体组织，分泌褪黑激素调节人体的睡眠－觉醒周期，即昼夜节律。当受到视网膜上的感光器刺激时，松果体的分泌受到抑制。这种光敏感性使褪黑素只在低光照或黑暗时才分泌。在夜间，松果体的活动活跃，体内增多的褪黑素使人产生睡意。

·甲状腺

甲状腺是位于颈部下方、包绕在气管两旁的蝴蝶形腺体。它分泌三种主要激素：降钙素、三碘甲状腺原氨酸（T_3）、甲状腺素（T_4）。当体内钙离子水平超过某个固定值时甲状腺分泌降钙素，降钙素通过促进骨基质吸收钙从而降低血液中钙离子的浓度。T_3 和 T_4 激素共同调节机体新陈代谢率，T_3 和 T_4 水平增高会导致机体细胞活动活跃和能量消耗增加。

·甲状旁腺

甲状旁腺是位于甲状腺侧叶后面的四块小腺体组织。它产生甲状旁腺激素参与维持钙离子平衡。当血液中钙离子水平降低到低于某固定值时，甲状旁腺就会释放甲状旁腺激素，刺激破骨细胞分解含有钙的骨基质，释放游离的钙离子到血液里。甲状旁腺也作用于肾脏，促进肾脏将滤过到尿液中的钙离子再吸收回血流中，以维持血钙浓度的恒定。

·肾上腺

肾上腺是一对形似三角形的腺体，位于肾的正上方。每个肾上腺由两个不同的皮层组成：周围部分的皮质和内部的髓质，每个皮层有其特有的功能。肾上腺皮质产生三类皮质激素，包括糖皮质激素、盐皮质激素和雄性激素。肾上腺髓质受到自主神经系统中交感神经刺激时产生肾上腺素和去甲肾上腺素。

·胰腺

胰腺是位于腹腔内、胃的下后方的一个大腺体，被认为是一种多分泌腺，因为它既有内分泌组织又有外分泌组织。胰腺内分泌细胞约占胰腺总质量的 1%，它们以小细胞团的形式分布在胰腺各处，这种小细胞团又被称为胰岛，胰岛中含有两类细胞——α 细胞和 β 细胞。α 细胞产生胰高血糖素，使血糖水平升高。β 细胞产生胰岛素，降低餐后血糖水平。胰岛素促进血糖吸收进入细胞，与糖原分子结合以便储存。

· 性腺

性腺（女性的卵巢和男性的睾丸）产生机体内的性激素。这些性激素决定成年女性和男性的第二性征。睾丸是位于男性阴囊内的一对椭圆形器官。男性青春期开始之后，睾丸开始产生雄性激素睾酮。睾酮影响着身体的许多结构，包括肌肉、骨骼、生殖器和毛囊。它促进生长、增加骨骼和肌肉的强度，包括在青春期加速长骨的生长。卵巢是位于女性盆腔内、子宫侧上方的一对杏仁状腺体，它产生女性性激素——雌激素和孕酮。

· 胸腺

胸腺是位于胸腔内、胸骨后的一个质软三角形器官。它产生胸腺素，在婴儿发育期和儿童期，胸腺素帮助 T 淋巴细胞分化和发育。

除了这些内分泌系统的腺体外，机体内还有许多非腺体器官和组织，如心脏、肾脏、消化系统和胎盘，也产生激素。

一个或多个腺体的功能即使出现微小波动，也会打破机体内激素间的微妙平衡，导致内分泌紊乱或内分泌疾病。

▶ Key to Exercises

Exercise Ⅰ

1. D   2. B   3. A   4. C   5. D   6. A   7. B   8. C   9. A   10. B

Exercise Ⅱ

1. J   2. F   3. C   4. H   5. A   6. B   7. D   8. E   9. G   10. I

Exercise Ⅲ

1. secretion   2. hypothalamus   3. nervous   4. regulate   5. inhibiting

6. blood   7. hormones   8. producer   9. receptor   10. cell

Exercise Ⅳ

1.   下丘脑是大脑的一部分，位于脑干的上前方，丘脑的下方。

2. 垂体后叶是下丘脑的一小段延伸，下丘脑内的部分神经分泌细胞的轴突延伸通过垂体后叶。

3. 甲状旁腺也作用于肾脏，促进肾脏将滤过到尿液中的钙离子再吸收回血流中，以维持血钙浓度的恒定。

4. 胰腺是位于腹腔内、胃的下后方的一个大腺体，被认为是一种多分泌腺，因为它既有内分泌组织又有外分泌组织。

5. 一个或多个腺体的功能即使出现微小波动，也会打破机体内激素间的微妙平衡，导致内分泌紊乱或内分泌疾病。

Exercise V

A variety of hormones regulate many of the body's functions, including growth and development, metabolism and reproduction. Numerous glands throughout the body produce hormones. The hypothalamus produces several releasing and inhibiting hormones that act on the pituitary gland, stimulating the release of pituitary hormones. Of the pituitary hormones, several act on other glands located in various regions of the body, whereas other pituitary hormones directly affect their target organs. Other hormone-producing glands throughout the body include the adrenal glands, which primarily produce cortical hormones; the gonads (i.e., ovaries and testes), which produce the sex hormones; the thyroid, which produces the thyroid hormone; the parathyroid, which produces the parathyroid hormone; and the pancreas, which produces insulin and glucagon. Many of these hormones are part of regulatory hormonal cascades involving a hypothalamic hormone, one or more pituitary hormones, and one or more target gland hormones.

Text B   Diseases of the Endocrine System and Their Treatment

▶ **Reference Translation**

内分泌系统的疾病与治疗

内分泌系统通过激素调节机体功能，内分泌紊乱指内分泌系统受到影响。这类疾病根据激素的分泌情况广义分类如下：高分泌、低分泌以及内分泌腺肿瘤或癌症。

然而，内分泌紊乱有着更为复杂的机制和病因，有时候激素之间相互作用，即一种激素的高分泌由另一种激素的低分泌引起。内分泌腺分泌着各种各样的激素调节各种功能，因此，这些腺体功能紊乱会导致许多器官功能异常。主要的内分泌紊乱包括甲状腺疾病和糖尿病。

甲状腺疾病

甲状腺通过其产生的激素影响着机体几乎所有的新陈代谢过程。甲状腺疾病包括小到无须治疗、无害的甲状腺肿，大至危及生命的癌症。甲状腺激素的异常分泌是最常见的甲状腺疾病。甲状腺素分泌过多导致甲状腺功能亢进，分泌不足则导致甲状腺功能减退。虽然疾病带来不快和不适，但是如果得到有效的诊断和治疗，大部分甲状腺疾病可以得到很好的控制。

甲状腺功能亢进由甲状腺激素分泌过多引起，但是可以表现为不同的形式：甲状腺功能亢进（甲状腺激素分泌过多）、结节性毒性甲状腺肿（甲状腺内结节增生并开始分泌甲状腺激素，打破体内化学平衡）、垂体功能紊乱或甲状腺肿瘤。

与之相反，甲状腺功能减退起源于甲状腺激素分泌不足。由于机体能量生成需要一定数量的甲状腺激素，激素产生减少会导致低能量水平。导致甲状腺功能减退的病因包括桥本氏甲状腺炎或甲状腺切除。

甲状腺功能减退会对新生儿和婴儿造成特殊的危害。早期系统内甲状腺激素缺乏可导致呆小症（智力障碍）和侏儒症（生长受阻），现在绝大多数婴儿一出生就进行甲状腺水平常规检测。如同成人，婴儿阶段甲状腺功能减退也可由垂体功能紊乱、甲状腺缺陷和甲状腺完全缺失引起。患甲状腺功能减退的婴儿常常安静少动、食欲减退、嗜睡。

甲状腺肿瘤相当少见，只有不到 10% 的甲状腺结节会发生癌变。你可能有一个或数个甲状腺结节，数年之后才可能发生癌变。那些早年接受过头颈部放射治疗（可能是痤疮治疗）的患者比常人有更高的甲状腺癌变风险。

桥本氏甲状腺炎，也称桥本氏病，是一种自身免疫性疾病，即免疫系统转向攻击自身组织。桥本氏甲状腺炎患者的免疫系统攻击甲状腺，导致甲状腺功能减低。桥本氏甲状腺炎的症状刚开始比较轻微或者数年内才慢慢出现症状。首先出现的体征常常是甲状腺增大，称之为甲状腺肿。甲状腺肿可导致颈前部增粗，大的甲状腺肿可造成吞咽困难。桥本氏病造成甲状腺功能不活跃，其他症状还包括体重增加、乏力、面色苍白或面部浮肿、关节和肌肉疼痛、便秘、畏寒、不孕、毛发脱落或稀疏、毛发焦枯、月经不规则或月经量过多、抑郁、心率缓慢等。

桥本氏甲状腺炎不能治愈，但是利用药物进行激素替代治疗可以调节激素水平并且恢复正常新陈代谢。治疗药物有不同的长处，医生将根据许多因素来制定具体的剂量，包括年龄、体重、甲减程度、其他疾病以及其他药物与人工合成甲状腺激素的相互作用。一旦开始治疗，医生将开出促甲状腺激素的化验检查来监测甲状腺功能，并帮助判断药物剂量是否合适。因甲状腺激素在体内起效很慢，常需几个月之后症状才会消失，甲状腺肿才会缩小。

糖尿病

由血糖水平升高超过正常值（高血糖症）所引起的 1 型糖尿病，其症状往往发展迅速，从数天到数周不等。1 型糖尿病有遗传倾向，但大多数 1 型糖尿病患者没有家族史。1 型糖尿病需要终身治疗以保持血糖水平在目标范围内。多种胰岛素剂型可治疗糖尿病，它们按起效时间的快慢和药效维持时间的长短来分类。目前尚无预防 1 型糖尿病的方法，但是持续进行的研究正在探索预防易患人群得糖尿病的方法。

2 型糖尿病，曾被称为非胰岛素依赖型糖尿病，是糖尿病中最常见的一类。糖尿病是一组与胰岛素合成分泌障碍有关的疾病。尽管不是每个 2 型糖尿病患者都体重超标，但肥胖和缺乏锻炼是这类糖尿病两个最常见的诱因。饮食疗法、运动疗法和药物治疗相结合可有助于控制体重和血糖水平。

减重手术正被越来越多地用于控制 2 型糖尿病，因为减轻体重与控制糖尿病和管控相关健康危险因素直接相关。糖尿病有多种治疗方法，包括传统药物治疗、替代疗法和自然疗法。现在，对于需要药物治疗的 2 型糖尿病人，医生通常首选二甲双胍。其他可以将药物输送到皮下组织的方法还有吸入式胰岛素、胰岛素泵和胰岛素针等。

▶ **Key to Exercises**

Exercise I

1. T

2. T

3. F (Through the hormones it produces, the thyroid gland influences almost all of the metabolic processes in the body.)

4. T

5. T

6. F (Patients with Hashimoto's disease often have symptoms like weight gain, fatigue and hair loss.)

7. T

8. F (You can inherit a tendency to develop type 1 diabetes, but most people who have the disease have no family history of it.)

9. T

10. T

Exercise II

1. Excessive
2. Hyposecretion
3. hyperthyroidism
4. underproduction
5. cretinism
6. goiter
7. stimulating
8. sugar
9. metformin
10. subcutaneous

Exercise III

1. There is sometimes an interplay of certain hormones—one hormone is hypersecreted due to the hyposecretion of another.

2. Excessive production of thyroid hormones results in a condition known as hyperthyroidism while insufficient hormone production leads to hypothyroidism.

3. People who have received radiation treatment to the head and neck earlier in life tend to have a higher-than-normal risk of developing thyroid cancer.

4. There is no cure for Hashimoto's, but replacing hormones with medications can regulate hormone levels and restore your normal metabolism.

5. While not everyone with type 2 diabetes is overweight, obesity and lack of physical activity are two of the most common causes of this form of diabetes.

Exercise IV

1. As people age, they can have issues related to decreased hormone production. These can include less bone density, vaginal dryness, mood swings, depression, cardiovascular disease, osteoporosis and urinary incompetence.

2. (a) The pituitary tumor is secreting excessive amounts of the growth hormone. (b) Johnny will exhibit structural abnormalities, namely gigantism, if the proper corrective measures are not taken. (c) The probable cause of Johnny's headaches and visual problems is that the pituitary gland is protruding inferiorly and compressing the optic nerve.

Medicine in China

▶ Key to Exercises

Exercise I

2022年的统计数据显示，中国18岁及以上人群中，超过一半的人存在超重问题。这导致超过 40% 的中国人出现异常的脂质代谢情况，而 60% 的人已经患有或需要预防糖尿病。过量的热量摄入是导致胆固醇水平上升、高血压以及糖尿病病例增多的主要原因。

Exercise II

Answer omitted.

Chapter 11

Urinary System ◀

Pre-Reading Question

Kidney stones are one of the most common disorders of the urinary tract. Kidney stones are small, crystalline masses that develop within the kidneys and travel out of the body via the urethra. Some kidney stones pass without intervention; others require medical treatment. Passing kidney stones can be very painful. This quote is meant to comfort a person when he or she feels pain in life. Life will be much easier if one understands that the better comes after the worse.

Text A　Structure and Functions of the Urinary System

▶ Reference Translation

泌尿系统的结构与功能

泌尿系统，也被称为肾系统，其功能是将尿素及其他水溶性废物以尿液形式排出体外。泌尿系统由两侧肾脏、两侧输尿管、膀胱和尿道组成（图 11-1）。肾脏过滤血液以除去废物并产生尿液。输尿管、膀胱和尿道一起形成尿路，作为一个管道系统将尿液从肾脏引出、存储、并在排尿时将尿液排至体外。除了过滤和消除体内废物，泌尿系统还和肺、皮肤、肠道共同维持体内平衡。

肾脏为成对的豆状器官，位于腹膜壁层（该膜贴附于腹腔）后方，靠近背部肌肉。其功能包括以尿的形式从血液中去除液体废物，保持血液中盐和其他物质的稳定平衡以及产生促红细胞生成素（一种可辅助红细胞生成的激素）。肾脏由外层皮质和内部的肾髓质组成，血液由外层肾皮质进入并通过内部肾髓质过滤。尿液在被称为肾单位的功能单元内形成，滤过的尿液随后从肾盂排出至输尿管。

每个肾脏中有近 125 万个肾单位，每个肾单位近 0.5 英寸（1.2 厘米）长，从肾皮质下部曲折延伸到肾髓质中的肾锥体。一个肾单位包括两个主要部分：一个肾小体和一个肾小管，肾小体由一个杯形腔包裹着的结状毛细血管网构成。毛细血管结称为肾小球，杯形腔被称为鲍氏囊或肾小（球）囊，肾小囊充满流体并有内外壁。内壁包裹着肾小球并有许多气孔，使其具有渗透性，液体和其他物质很容易通过。

外壁无孔，因此不具有渗透性。肾小管是一个从肾小囊中延伸出来的长通道，它曲折向下穿过一个肾锥体，然后再上行通过肾锥体，形成一个环（亨利氏环）。肾小管上升时变得稍大，曲折穿过肾锥体顶端后再次下行，然后和其他肾小管一起注入一个集合管。几个集合管形成大的管道并将尿液排入肾锥体顶端的肾盏。

　　肾单位通过滤过、重吸收和分泌三个步骤形成尿液。尿的形成始于血液进入肾小球时的滤过过程。血液流经肾小球施加压力，肾小球血压增加，高到足以将水、溶解的葡萄糖、盐和废料从肾小球排出并进入肾小囊。液体从肾小球血液中分离的过程称为肾小球滤过，过滤物被称为肾小球滤液。在肾小球滤过过程中，大分子、红细胞和血小板不能穿过毛细血管壁。重吸收是指物质从肾小管进入肾小管周围毛细血管的过程。水、葡萄糖等营养物质以及钠等离子是被重吸收的物质。重吸收开始于近曲小管，并在亨利氏环、远曲小管和集合管继续进行。分泌是指物质从血液排入末端小管及集合管内尿液中的过程。氢离子、钾离子、胺和药物（如青霉素）就是从血液分泌到管内尿液中的，肾小管分泌在维持体内的酸碱平衡方面起着至关重要的作用。

　　输尿管是将尿液从肾盂运输到膀胱的肌性管道。输尿管大约 10~12 英寸（25.4~30.5 厘米）长，平行于脊柱两侧。重力和输尿管壁平滑肌组织的蠕动使尿液流向膀胱，输尿管的末端略微延伸入膀胱，并在入口处由输尿管膀胱阀密封，这些阀门防止尿液倒流回肾脏。

　　膀胱是一个中空、可收缩的肌性囊，用于临时存储尿液。膀胱位于骨盆内髋骨后，并被韧带固定。女性膀胱在子宫前部，男性膀胱位于前列腺上方。尿液从输尿管进入，慢慢填充膀胱的中空空间，并使其弹性壁扩展，膀胱壁可扩展至容纳 600 至 800 毫升尿液。膀胱壁肌肉收缩使尿液排至尿道。被称为尿道内括约肌的环形肌肉环绕尿道口并控制尿液排出，尿道内括约肌是非随意肌，意味着人不能自主控制它工作。

　　尿道是将尿液从膀胱运至体外的薄壁管道，其长度及功能在男性和女性中有所不同。女性尿道约 1~1.5 英寸（2.5~3.8 厘米）长，其外部开口位于阴道口前方，女性尿道的唯一功能是将尿液排至体外。男性尿道从膀胱经过前列腺延伸至阴茎前端，共 6~8 英寸（15~20 厘米）长。男性尿道具有双重作用，即在不同时间输送精液和尿液至体外。因此，男性尿道在生殖和泌尿系统都发挥作用。

▶ Key to Exercises

Exercise Ⅰ

　　1. A　2. C　3. C　4. A　5. D　6. B　7. D　8. B　9. B　10. D

Exercise Ⅱ

　　1. A　2. D　3. J　4. B　5. E　6. H　7. G　8. C　9. I　10. F

Exercise Ⅲ

1. urea   2. waste   3. kidneys   4. urine   5. bladder

6. dysfunction   7. urination   8. infection   9. urethra   10. stones

Exercise Ⅳ

1. 除了过滤和消除体内废物，泌尿系统还和肺、皮肤、肠道共同维持体内平衡。

2. 肾小管曲折向下穿过一个肾锥体，然后再上行通过肾锥体，形成一个环（亨利氏环）。

3. 液体从肾小球血液中分离的过程称为肾小球滤过。

4. 输尿管大约 10~12 英寸长，平行于脊柱两侧。

5. 男性尿道具有双重作用，即在不同时间输送精液和尿液至体外。

Exercise Ⅴ

Urine is formed in the nephrons as a result of three processes: filtration, reabsorption and secretion. Filtration takes place in the renal corpuscles. During filtration, water and dissolved substances move from an area of higher pressure (the glomerulus) to an area of lower pressure (the Bowman's capsule). Reabsorption is the return of water and other substances from the filtrate to the blood. The process begins as soon as the filtrate enters the renal tubules. Secretion also takes place in the renal tubules. It is the transport of substances from the blood into the renal filtrate. It is essentially the reverse process of tubular reabsorption.

Text B   Diseases of the Urinary System and Their Treatment

▶ **Reference Translation**

泌尿系统的疾病与治疗

食物中所需的营养物质被人体吸收后，残留在肠和血液中的废物由人体的泌尿系统排出。泌尿系统功能紊乱会导致人体正常功能紊乱，从而引起几种疾病与不适。泌尿系统疾病的严重程度差异很大，从轻微到危及生命不等，而它们的发病原因也多种多样。

尿路感染

细菌进入尿道会引起尿路感染，这不仅影响尿道、膀胱，甚至还会影响肾脏。尿道炎是指尿道的炎症，通常由细菌感染引起，男性更容易发生这种感染。在女性中，性传播疾病也会导致尿道炎。膀胱炎是指膀胱的炎症，大多因感染引起，但是也可能由结石、肿瘤等其他因素引发。由于女性的尿道短，更接近肛门（细菌的来源），所以女性的膀胱炎发病率高于男性。肾盂肾炎是指肾盂和肾结缔组织炎症，通常由细菌感染引起，但也会由病毒性感染、真菌病、结石、肿瘤，妊娠等状况引发。通常短程的抗生素给药可以轻松高效地治疗尿路感染。然而感染会导致患者尿痛（排尿困难）、尿频、尿急等不适，以及尿混浊。

尿结石

尿结石是矿物盐在泌尿道中结晶形成的。根据其形成位置，尿结石被称为肾结石、输尿管结石或膀胱结石。肾结石会导致背部和身体两侧疼痛以及血尿。许多肾结石很小，所以能够自发从泌尿系统排出。较大（相当于珍珠大小）的结石可能会阻塞尿液流动，因此需要就医，通过超声粉碎结石以便随尿液排出体外，而无须手术治疗。

肾小球肾炎

肾小球肾炎分为急性和慢性两类。急性肾小球肾炎是肾脏疾病中最常见的一种，这种疾病发生在链球菌感染后1至6周，其特点是血尿、少尿、蛋白尿和水肿。常见的治疗方法包括抗生素治疗与卧床休息，急性肾小球肾炎通常会彻底恢复，但是也可能发展为慢性肾小球肾炎。慢性肾小球肾炎是各种非传染性肾小球疾病的统称，其特征为进行性肾损伤，并导致肾衰竭。慢性肾小球肾炎早期无症状，随着病情的发展，会出现血尿、蛋白尿、少尿和水肿。免疫机制被认为是慢性肾小球肾炎的主要成因，治疗在于纠正造成该疾病的根本原因。

尿失禁

尿失禁，即丧失排尿自控能力，是最令患者尴尬与困扰的泌尿系统疾病之一。有些患者可能会有强烈的小便冲动，但是来不及到洗手间就已排尿。有些患者可能只是咳嗽或打喷嚏就会引起尿液渗漏。尿失禁的常见病因有便秘或尿路感染等，偶发的症状可能由饮酒、饮用过多液体、膀胱发炎或药物等引起。慢性病例可能由于妊娠、前列腺肥大、前列腺癌、膀胱结石和衰老造成。该病可以通过膀胱训练、液体饮用及饮食习惯的改变、骨盆底锻炼等物理疗法及药物进行治疗。而对于保守治疗无效的患者，可手术治疗。

慢性肾功能衰竭

慢性肾功能衰竭是正常肾功能缓慢进行性衰退。肾脏逐渐失去排除废物、浓缩尿液和维持电解质的功能。有几十种疾病可能会导致肾单位功能逐渐丧失，包括糖尿病、高血压、前列腺肥大、膀胱癌、肾脏癌、肾结石和红斑狼疮等。最常见的症状为疲劳、肿胀、打嗝、高血压、恶心、头痛、食欲减退、瘙痒、口臭、指甲疾病、癫痫、意识混乱和嗜睡。这种病无法治愈，但是治疗可以减轻临床症状和延缓病情发展。治疗集中在处理造成这种疾病的根本原因以及解决其并发症。

终末期肾脏疾病

当肾脏几乎或完全停止工作时，这种情况被称为终末期肾脏疾病，症状与慢性肾功能衰竭相似。在这个阶段，肾脏失去大约85%的功能，需要进行透析和肾移植治疗。

肿瘤

泌尿系统肿瘤通常阻塞尿液流动，可能会导致一侧或双侧肾积水。大多数肾脏肿瘤是恶性肿瘤，称为肾细胞癌，通常只发生在一个肾脏，肾细胞癌通常会发生肺转移和骨转移。膀胱癌的发生与肾癌的概率相近（发生率均约为2%），通常伴有膀胱结石。肾癌和膀胱癌在早期症状均很少，仅有血尿。随着癌症的发展，会出现盆腔疼痛及尿路梗阻的症状。通过尿道将膀胱镜插入膀胱可以直接进行望诊、活组织检查和手术切除或治疗膀胱及其他泌尿道病变。

▶ Key to Exercises

Exercise I

1. T

2. F (Many kidney stones are small enough to pass spontaneously out of the urinary system. Larger ones can be treated by using ultrasound to pulverize the stones so that they can be flushed out of the urinary tract without surgery.)

3. T

4. F (Pyelonephritis refers to the inflammation of the renal pelvis and connective tissues of the kidney.)

5. F (The condition has no cure, but treatments help in reducing the severity of the symptoms and delaying its progress.)

6. T

7. F (Chronic glomerulonephritis is a variety of noninfectious glomerular disorders characterized by progressive kidney damage. Acute glomerulonephritis occurs six weeks after a streptococcal infection.)

8. F (Temporary urinary incontinence may be caused by drinking alcohol,

drinking too much fluids, irritated bladder, or medications. Chronic cases could be a result of pregnancy, enlarged prostate, prostate cancer, bladder stones and aging.)

9. T

10. T

Exercise II

1. antibiotics   2. incontinence   3. urine   4. Hematuria

5. Oliguria   6. Proteinuria   7. urination   8. cystitis

9. Dialysis   10. carcinoma

Exercise III

1. The urinary system of the body eliminates waste products that are left behind in the bowel and the blood after the body absorbs the required nutrients from the food.

2. However, infections can cause discomfort, with the patient experiencing painful urination (dysuria), a frequent urge to urinate, and cloudy urine.

3. Depending on where a stone forms, a urinary stone may be called a kidney stone, ureteral stone, or bladder stone.

4. The disorder can be treated with the help of bladder training, certain changes in fluid consumption and diet as a whole, physical therapy including pelvic floor exercises, and medications.

5. Insertion of a cystoscope through the urethra and into the bladder permits direct inspection, biopsy, and surgical removal or treatment of the bladder and other urinary tract lesions.

Exercise IV

1. Li Juan may have suffered from a urinary tract infection, for example, cystitis. Women suffer from cystitis more frequently than men because the female urethra is shorter and closer to the anus (a source of bacteria). The poor hygienic conditions in the mountainous area may be one of the reasons for the infection. In addition, improper toilet habits could carry fecal bacteria from the anus into the urethra when she wiped after a bowel

movement.

2. Wang lost a large amount of water in the form of sweat while running. Excessive sweating caused dehydration (a low level of the body fluid), which was indicated by amber-colored urine (concentrated urine) and decreased urine output.

Medicine in China

▶ Key to Exercises

Exercise I

卢考说，他很感激能与来自中国第九批医疗队的 55 岁的高级医疗顾问周逢春一起工作。周医生对患者进行鉴别诊断，此外，他还通过远程会诊的方式，将患者的扫描图像与安徽省第二人民医院的同事共享，以协助作出恰当的检查和诊断。周医生还与南苏丹的医生们合作，对有肾脏、肝脏和膀胱疾患的病人进行 CT 扫描。

Exercise II

Answer omitted.

Chapter 12

Lymphatic and Immune System

Pre-Reading Question

The spleen is an organ in the body near the stomach. In European medicine from the Middle Ages until the 19th century, the spleen was thought to be the source of the "humours" (the temperament) that caused the emotion of anger. Therefore, one could expel anger by "venting the spleen". For example, Amy felt she had been badly treated by the media, so she took the chance to vent her spleen during the interview. The quote "There is nothing more galling to angry people than the coolness of those people on which they wish to vent their spleen" can be translated into Chinese as "最让生气的人抓狂的就是他发泄怒火的那个人冷静无比。".

Alexandre Dumas (1802—1870) was a French writer, best known for his historical novels of high adventure. Many of his novels, including *The Count of Monte Cristo and The Three Musketeers*, have been translated into nearly 100 languages and have made him one of the most widely read French authors in the world.

Text A Structure and Functions of the Lymphatic and Immune System

▶ Reference Translation

淋巴免疫系统的结构与功能

淋巴系统是免疫系统的重要组成部分,与免疫力具有复杂的关联性。免疫系统是一组可保护机体免受可能的外源性侵袭的器官及其相关结构,这些外源性侵袭以异物的形式出现,通常被称为抗原。血液和淋巴管中循环的免疫细胞和抗体可找出病原体并且将其杀灭。

深入理解单个系统的功能,对更好地了解淋巴系统与免疫力之间的关联性十分重要。如图 12-1 所示,淋巴系统的主要组成部分是淋巴液、淋巴毛细血管、淋巴管、淋巴结和包含淋巴组织的淋巴器官(如胸腺、红骨髓、脾脏和扁桃体)。淋巴系统维持组织液平衡,从小肠吸收脂肪,保护身体免受微生物和外来物质的侵害。

心血管系统在为细胞输送所需物质以及清除细胞代谢废物方面发挥关键作用，这种血液与组织液之间的物质交换通过毛细血管床进行。许多无法穿过毛细血管壁的物质，包括多余液体及蛋白分子，常作为淋巴液返回至血液。淋巴液是由存在于组织间隙的体液渗透到毛细淋巴管形成的，输入淋巴管将淋巴液从组织运送至淋巴结，淋巴管的瓣膜确保淋巴液的单向流动。淋巴液在过滤后，通过输出淋巴管离开淋巴结，流向更大的淋巴管（称为淋巴干，由各路淋巴管汇合而成）。淋巴液最终进入右或左锁骨下静脉，与血液混合。身体大多数的器官和组织均有淋巴管的存在，但在眼球、表皮、软骨或骨髓中未发现淋巴管的存在。中枢神经系统亦无淋巴管，多余的液体常排入脑脊液中。

淋巴组织接触到外源物质就会产生淋巴细胞，并过滤淋巴液和血液。淋巴组织除了存在于淋巴结中，也见于其他淋巴器官，如胸腺、脾和扁桃体。淋巴器官是免疫系统的重要组成部分，提供免疫细胞生长环境以及免疫防御。淋巴结沿淋巴管分布，是从输入淋巴管进入的淋巴液的"过滤器"。扁桃体位于咽喉上部区域，内有淋巴细胞以及名为巨噬细胞的白细胞。这些免疫细胞保护消化道与肺部，使之不受进入口或鼻的致病因子的侵害。脾脏是体内最大的淋巴器官，位于腹部左上象限，与胃毗邻。脾的红髓吞噬异物和破损红细胞，白髓常包裹着脾的小动脉，并与红髓交织共存。白髓由淋巴组织构成，包含许多抗感染的T淋巴细胞（T细胞）、B淋巴细胞（B细胞）和巨噬细胞。脾脏同样具有储存血液的功能。胸腺位于胸骨正后方、心脏前方，其主要功能是促进T淋巴细胞成熟及分化，T淋巴细胞可移动至其他淋巴组织，抵御外源物质。

淋巴系统中有许多可提供机体防御的器官：淋巴结、扁桃体、胸腺和脾脏（图12-1）。免疫系统并非仅仅由一小部分共同作用的器官组成，与之相反，它是一个由多种器官及机体各个不同区域中数以亿计自由移动的细胞和数以万亿计的独立分子所构成的互动网络。免疫系统由白细胞、蛋白质、组织以及一些器官（包括淋巴系统的器官）构成。免疫系统抵御致病微生物的入侵，保护机体免受植入机体的外源性组织细胞以及恶变或癌变的自身细胞的损害。

所有白细胞是由骨髓中称为造血干细胞的多能细胞衍生而成。整个机体，包括血液和淋巴系统，均存在白细胞。根据产生白细胞的原始干细胞类型（髓样干细胞和淋巴样干细胞），白细胞可以进一步细分为两类。髓样干细胞产生单核细胞和粒白细胞，单核细胞为无颗粒白细胞，可进一步衍生为巨噬细胞和树突状细胞。单核细胞对感染应答缓慢，一旦出现在感染部位则迅速发育成巨噬细胞。巨噬细胞是一种吞噬细胞，能够通过吞噬消灭病原体、被破坏的细胞及残渣，因此，它们具有防止及清除感染的作用。单核细胞在健康的皮肤和黏膜组织中可发展成树突状细胞，树突状细胞负责检测到可激活T细胞和B细胞的致病抗原。

粒细胞有三种类型：嗜酸性粒细胞、嗜碱性粒细胞和嗜中性粒细胞。如显微镜下所见，这些白细胞中的颗粒在染色后显而易见。嗜酸性粒细胞可减少过敏性炎症，帮助机体抵抗寄生虫的感染。嗜碱性粒细胞通过释放化学物质肝素和组胺引起炎症。嗜碱性粒细胞在过敏反应和寄生虫感染所致的炎症中很活跃。嗜中性粒细胞是首先反应抵达感染部位的白细胞，其趋化作用使其检测到由传染性病原体产生的化学物质，并快速移动到感染部位。一旦抵达感染部位，嗜中性粒细胞便通过吞噬和释放化学物质来捕杀病原体。

淋巴干细胞产生 T 细胞和 B 细胞，T 细胞和 B 细胞主动抵御抗原及细菌或病毒等外源的侵入。当任何淋巴细胞检测到抗原时，B 细胞便被激活产生抗体，即产生可附着于这些抗原上的蛋白质，形成抗原 – 抗体复合物。虽然抗体发现相应的抗原，但却无法消灭这些抗原，仅抵消病原体的致病作用，这种作用持续至 T 细胞召集吞噬细胞来帮助消灭外源性物质。之后，这些抗体存留在机体中，一旦抗原再次出现，这些抗体可第一时间与之特异性结合并消灭它们。

▶ Key to Exercises

Exercise Ⅰ

1. D　2. C　3. D　4. A　5. B　6. B　7. C　8. C　9. D　10. A

Exercise Ⅱ

1. cardiovascular　2. tissues　3. lymphatic　4. metabolism　5. together

6. lymph　7. blood　8. spleen　9. veins　10. valves

Exercise Ⅲ

1. 淋巴系统是免疫系统的重要组成部分，与免疫力具有复杂的关联性。

2. 脾脏是体内最大的淋巴器官，位于腹部左上象限，与胃毗邻。

3. 免疫系统抵御致病微生物的入侵，保护机体免受植入机体的外源性组织细胞以及恶变或癌变的自身细胞的损害。

4. 单核细胞为无颗粒白细胞，可进一步衍生为巨噬细胞和树突状细胞。

5. 嗜中性粒细胞是首先反应抵达感染部位的白细胞，其趋化作用使其检测到由传染性病原体产生的化学物质，并快速移动到感染部位。

Exercise Ⅳ

The lymphatic system plays a vital role in the proper functioning of the body. One of the major roles of this organ system is to drain excess fluid from the tissues and return it to the blood. Returning the lymph to the blood helps maintain normal blood volume and pressure. It also prevents edema, the excess accumulation of fluid around the tissues. The lymphatic system is also a component of the immune system. As such, one of its essential functions involves the development and circulation of immune cells, specifically lymphocytes. These cells destroy pathogens and protect the body from diseases.

Text B Diseases of the Lymphatic and Immune System and Their Treatment

▶ Reference Translation

淋巴免疫系统的疾病与治疗

大多数健康问题都与淋巴免疫系统欠佳、薄弱有关。淋巴与免疫系统由可产生、储存以及携带抗病白细胞的器官和机体组织构成。健康的免疫系统可以成功对抗各种可致病抗原及攻击人体的外源性异物；当免疫系统薄弱而不足以抵抗这些致病因子时，机体则会罹患各种不同的疾病。

获得性免疫缺陷综合征（艾滋病）

艾滋病由人类免疫缺陷病毒（HIV）引起。感染 HIV 后，受感染者可能在长达十年或以上的时间并不会出现患病体征。HIV 可损害机体产生免疫应答的能力，尤其是可感染辅助性 T 细胞。HIV 一旦进入辅助性 T 细胞，可在细胞内进行复制或繁殖，并杀死 T 细胞。HIV 杀死辅助性 T 细胞的方式迄今仍未明确。新合成的病毒可穿破垂死的辅助性 T 细胞，继续循环性感染杀死其他辅助性 T 细胞。对于病毒的这种破坏性，机体会产生更多辅助性 T 细胞，但是这一反应也仅仅是给病毒提供更多的感染宿主，便于病毒更进一步生长扩散。

由于辅助性 T 细胞在指挥机体免疫应答中发挥关键作用，它们受到破坏引起细胞介导的免疫力衰退。机体产生的抗体数量下降，使其无法抵御大量各种异物的入侵。机体免疫应答减弱使得许多不同类型的感染和癌症乘机而入。艾滋病人通常由于免疫系统缺陷导致其死于某种感染性疾病或癌症。

HIV 可通过血液、精液以及阴道分泌物进行传播，目前还无法治愈这种疾病，也未研发出疫苗预防其传播。抵御艾滋病的最佳方式是避免与艾滋病病人发生性接触，并且应该避免任何形式的静脉给药（注射药物至血流）。已研发出几种抗病毒药物可缓解感染个体疾病的发展进程，这些药物的结合疗法（也称之为鸡尾酒疗法）已经证明可有效地改善艾滋病患者的生活质量以及延长寿命，尤其对早期诊断的患者疗效更为明显。

重症联合免疫缺陷

重症联合免疫缺陷代表一组罕见、有时可致命的先天性疾病，以机体少免疫应答或无免疫应答为特点。重症联合免疫缺陷的最典型特征是特定白细胞（B 和 T

淋巴细胞）缺陷，这些白细胞保护我们免受病毒、细菌以及真菌的感染。因缺少可发挥功能的免疫系统，重症联合免疫缺陷病人容易反复感染肺炎、脑膜炎和水痘等疾病，并且可能在出生后第一年内便死亡。新的治疗方法如骨髓和干细胞移植可拯救多达 80% 的重症联合免疫缺陷病人，此外，用基因疗法治疗该病也取得了进展。

自身免疫性疾病

自身免疫性疾病指机体自身产生攻击损害其正常细胞的抗体和 T 细胞，导致组织破坏。格雷夫斯病，也称甲状腺功能亢进，发生于抗体结合甲状腺特定细胞，致使其分泌过量的甲状腺激素。该病的症状包括食欲增加但体重减轻、气短、疲劳、肌肉无力、焦虑以及甲状腺明显增大。治疗方案包括药物治疗（使用停止激素产生的药物）、放射性碘治疗（杀死产生激素的细胞以及缩小增大的甲状腺）以及手术治疗（切除部分或整个甲状腺）。

系统性红斑狼疮（也称为狼疮）是一种抗体把自身组织器官当作外源性物质进行攻击的疾病。系统性红斑狼疮的致病原因仍未知，可发生在所有年龄段的男性和女性，其中高达 90% 的患病者为女性。该病的症状包括发热、无力、肌肉疼痛、体重减轻、皮疹、关节痛、头痛、呕吐、腹泻，以及胸膜炎和心包炎。脸部和手臂粉红色斑疹是其代表性体征。系统性红斑狼疮的治疗取决于疾病的严重程度：炎症一类的轻微症状通常使用阿司匹林或布洛芬进行治疗，而严重的症状往往采用如类固醇等效力更强的药物进行治疗。降低人体免疫应答的药物也可用于重症系统性红斑狼疮患者。

淋巴瘤

淋巴瘤是指那些始于淋巴系统的癌症，在所有癌症中约占 3%。与所有癌症一样，淋巴癌也是一种细胞呈异常快速生长的疾病。淋巴瘤的致病原因尚不明确，但目前认为是由服用抑制免疫系统的药物所致。淋巴瘤可分为霍奇金病（也称霍奇金淋巴瘤）和非霍奇金淋巴瘤。

霍奇金淋巴瘤可发生于各个年龄阶段，以成年期早期（15~34 岁）与成年期晚期（60 岁以后）居多。霍奇金淋巴瘤始于淋巴结（通常为颈部淋巴结），导致淋巴结肿大并可能伴有疼痛。一组淋巴结受影响后，会进一步累及下一组淋巴结。到了晚期，脾脏、肝脏和骨髓也可能受到影响。霍奇金淋巴瘤的症状包括疲劳、体重减轻、盗汗和瘙痒。当癌细胞扩散至全身时，免疫应答开始变得不太有效，从而出现细菌和病毒所致的常见感染。霍奇金病一旦被查出，通常通过化疗、放疗治疗或两者结合进行治疗。

非霍奇金淋巴瘤包含超过 29 种淋巴瘤，这些淋巴瘤的确切病因亦尚不清楚。非霍奇金淋巴瘤的症状类似于霍奇金淋巴瘤。除了淋巴结肿大，患者可能出现食欲不振、体重减轻、恶心、呕吐、背部疼痛、头痛、发热、盗汗以及肝脏和脾脏增大等症状。而机体的免疫应答也相应减弱。非霍奇金淋巴瘤的治疗方法包括化疗、放射治疗以及二者的结合治疗。在严重的情况下，可能需要骨髓移植。鉴于非霍奇金淋巴瘤的治愈率低于霍奇金淋巴瘤，因此，早期发现和治疗至关重要。

▶ **Key to Exercises**

Exercise Ⅰ

1. T

2. T

3. F (Cocktails are informal names for combinations of antiviral drugs developed to slow the progression of AIDS in infected individuals.)

4. T

5. F (HIV is transmitted between humans in blood, semen and vaginal secretions.)

6. T

7. F (Autoimmune diseases are those in which the body produces antibodies and T cells that attack and damage the normal cells of the body, causing tissue destruction. Not all autoimmune diseases have known causes.)

8. F (Lupus is an autoimmune disease.)

9. T

10. T

Exercise Ⅱ

1. D   2. H   3. E   4. A   5. F   6. I   7. J   8. B   9. G   10. C

Exercise Ⅲ

1. In a healthy immune system, a war is being successfully waged against antigens and foreign substances attacking the body.

2. When the newly formed viruses break out of the dying helper T cell, they continue the cycle by infecting other helper T cells.

3. Severe combined immunodeficiency represents a group of rare, sometimes fatal, congenital disorders characterized by little or no immune response.

4. Systemic lupus erythematosus is a disease in which antibodies begin to attack the tissues and organs of the body as if they were foreign.

5. Since the cure rate for non-Hodgkin's lymphomas is not as good as it is for Hodgkin's lymphoma, early detection and treatment are vital.

Exercise IV

1. The lymphatic system is a one-way system because it functions to return excess tissue fluid to the blood circulation. It only flows in one direction. Blood vessels form a complete circuit from and to the heart. They bring oxygen and nutrients to the tissues via the arteries, and take carbon dioxide and waste products away from the tissues via the veins.

2. Without the thymus gland, she had no means of producing T cells, thus making her susceptible to several diseases. Isolation was a means of minimizing her exposure to these diseases.

Medicine in China

▶ Key to Exercises

Exercise I

该文章还指出，在年轻人中推广安全性行为和提高他们对艾滋病毒的认识仍然是一重大挑战。卫生部门之前发布的数据显示，中国每年报告约 3000 例年轻学生的新感染艾滋病毒病例，随着时间推移，患病者的平均年龄变得更加年轻。该文章提到，通过自动售货机进行匿名的尿液艾滋病毒检测应该成为"针对高风险学生的现行干预措施和促进艾滋病毒检测的有力补充"。

Exercise II

Answer omitted.

Chapter 13

Reproductive System

Pre-Reading Question

This saying by George Bernard Shaw, a great Irish dramatist, uses the metaphor of a flame to describe life. The metaphor of life as a flame suggests that life is vibrant, energetic, and constantly active. A flame burns brightly but eventually consumes its fuel and fades away, much like a person's life, which eventually comes to an end. Just as a flame diminishes as it burns, human life gradually declines over time. Then when a child is born, it is as if a new flame is ignited, bringing fresh energy, potential, and hope into the world.

In essence, Shaw's saying captures the idea that while individual lives are temporary and will eventually "burn out," the birth of new generations continually rejuvenates and perpetuates the existence of humanity. It highlights the beauty and significance of new life as a source of ongoing vitality and hope.

Text A   Structure and Functions of the Reproductive System

▶ **Reference Translation**

生殖系统的结构与功能

男性生殖系统

在男性生殖系统中（图 13-11），精子在位于阴囊内的睾丸中产生。正常体温太高，对精子来说是致命的，因此睾丸位于腹腔之外，比体温低大约 2℃。频繁长时间的热水浴会减少男子的精子数。未降的睾丸所处环境温度过高，影响精子存活，从而引起不育，因此需要手术纠正。精子从睾丸转移到附睾。阴囊内还有曲精小管，这些小管储存精子，并且是精子最后成熟的场所。在射精时，精子被推入输精管。输精管从附睾处开始上行，分别穿过膀胱的前部、顶部和后部。

位于膀胱后下方的输精管末端被称为射精管。精囊也位于膀胱后，其分泌物约占精液总量的 60%，内含黏液、氨基酸、精子的主要能量源果糖以及可以促进女性子宫收缩并将精液运送至子宫的前列腺素。精囊将精子排至射精管，射精管将精子排至尿道。

尿道的起始部被前列腺包裹着。前列腺是最大的附腺，其分泌物直接进入尿道。这些分泌物呈碱性，可缓冲残余的尿液（尿液呈酸性）。前列腺发挥正常功能需要大量的锌，饮食中锌不足（以及其他原因）会导致前列腺肥大，从而压缩尿道影响排尿。

尿道球腺是位于前列腺之下与尿道并行的一对小腺体。尿道球腺在射精前分泌液体，因此，人们认为这种液体也可充当阴茎插入阴道时的润滑剂。但是，因为这种液体分泌量很小，其功能尚不能完全确定。

尿道通过阴茎。人类的阴茎包含三个柱形海绵状的勃起组织，在勃起时，这些组织由为其供血的动脉充血，形成的压力使流经这些组织的静脉闭合，从而引发勃起，这对于阴茎插入阴道非常必要。阴茎的顶部，即阴茎头，对于刺激非常敏感。

女性生殖系统

在女性生殖系统中（图 13-2），卵巢产生卵子。在卵巢内，一个卵泡包含一个未发育的卵细胞，由特殊的细胞包裹着，为其提供营养和保护。女性所有的卵泡或未发育的卵细胞都是在出生前形成的，大约有 40 万个，但是在生育期只释放几百个卵子。通常从青春期开始，由于促卵泡激素的刺激，每一个月经周期都有一个卵子成熟并从卵巢中释放出来。排卵就是由于促黄体激素的刺激而释放成熟卵子的过程。排卵后，促黄体激素刺激剩余的卵泡细胞变成黄体，分泌黄体酮，使子宫为卵子着床作好准备。如果卵子没有受精或着床，黄体则会分解，当黄体停止分泌黄体酮时，子宫内膜分解并脱落。

每个卵子释放到腹腔离输卵管开口很近的地方，输卵管内的纤毛摆动将卵子输送进去。如果输卵管中有精子存在，卵子会在输卵管远端受精，很快完成减数分裂，在向子宫行进的过程中胚胎开始分裂生长。随着输卵管内的纤毛往下推，受精卵或者胚胎从输卵管到子宫大约需要一周时间。在此期间，黄体分泌的黄体酮一直在刺激子宫内膜，使其加厚，为受精卵着床作准备。当正在生长的胚胎最终到达子宫，将会在这个富含营养的环境中着床，并开始分泌荷尔蒙以供养子宫内膜。如果卵子没有受精，会死亡、分解。随着黄体也开始分解，黄体酮分泌减少，已经增厚的、不需要了的子宫内膜随之脱落。这个过程称为行经。

子宫体积很小，有厚厚的肌肉壁。在未生育的女性体内，子宫只有 7 厘米长，4~5 厘米宽，但是子宫能够扩张以容纳 4 公斤重的婴儿。子宫的这层膜称为子宫内膜，具有丰富的毛细血供，将养料输送给可能在此着床的胚胎。

子宫的底端称为子宫颈，子宫颈分泌黏液，其黏稠度随着月经周期的不同阶段而变化。在排卵期，宫颈黏液清澈、稀薄，利于精子游动。排卵后，黏液变得黏稠以阻止精子进入。如果女性怀孕，宫颈黏液形成黏液栓将子宫与外界隔开并保护正在发育的胎儿。

阴道是一个薄壁的腔室，是储存精子和胎儿娩出的通道。与男性不同，女性的尿道和生殖系统各有独立的开口。这些开口外部覆盖着两组皮肤褶皱，薄一些的内褶皱称为小阴唇，厚一些的外褶皱称为大阴唇。小阴唇包含如阴茎内一样可以勃起的组织，因此在女性性兴奋时会改变形状。位于生殖区域的开口称为前庭，此处有一张膜，称为处女膜，覆盖着阴道的部分开口，在女性的第一次性交时处女膜会破裂。

阴蒂位于阴唇的前端，耻骨之下。女性阴蒂相当于男性的阴茎，阴蒂包皮完全包裹着敏感的阴蒂头，阴蒂头内包含可勃起的组织和许多神经末梢，是女性性刺激最敏感的部位。

▶ Key to Exercises

Exercise I

1. C 2. A 3. D 4. C 5. C 6. B 7. D 8. A 9. C 10. D

Exercise II

Male reproductive system: sperm, scrotum, epididymides, bulbourethral gland, vasa deferentia, testes, prostate gland

Female reproductive system: egg, ovary, follicle-stimulating hormone, cervix, menstruation, vagina

Exercise III

1. sexes　　2. reproductive　　3. structure　　4. sperm　　5. ovaries

6. pituitary　　7. estrogen　　8. cycle　　9. ovulation　　10. oviduct

Exercise IV

1. 正常体温太高，对精子来说是致命的，因此睾丸位于腹腔之外，比体温低大约 2℃。

2. 其分泌物约占精液总量的 60%，内含黏液、氨基酸、精子的主要能量源果糖以及可以促进女性子宫收缩并将精液运送至子宫的前列腺素。

3. 饮食中锌不足（以及其他原因）会导致前列腺肥大，从而压缩尿道影响排尿。

4. 在卵巢内，一个卵泡包含一个未发育的卵细胞，由特殊的细胞包裹着，为其提供营养和保护。

5. 如果女性怀孕，宫颈黏液形成黏液栓将子宫与外界隔开并保护正在发育的胎儿。

Exercise Ⅴ

Approximately once a month, during ovulation, an ovary sends a tiny egg into one of the oviducts. Unless the egg is fertilized by a sperm while in the oviducts, the egg dries up and leaves the body through the uterus. This is menstruation.

Text B   Diseases of the Reproductive System and Their Treatment

▶ Reference Translation

生殖系统的疾病与治疗

男女性生殖系统中的许多器官都可能受到癌症累及。癌症可能会侵袭女性的子宫、卵巢、乳房、宫颈以及其他器官，男性可能会患前列腺癌、睾丸癌和阴茎癌。

男女性都可能感染性传播疾病，包括生殖器官疱疹、淋病和梅毒。艾滋病是免疫系统疾病，不完全通过性接触传播，性活动只是艾滋病病毒传播的途径之一。全世界大约80%的艾滋病感染由性传播引起，孕期、分娩和母乳喂养造成的母婴传播是艾滋病感染的第二大传播方式，每年大约引起60万例新增病例。在一些地区，尤其是在东欧和亚洲，注射毒品仍然是引起艾滋病流行的重要原因。

人乳头状瘤病毒是最常见的性传播感染。在美国，大部分性活跃的人，不论男女，在一生中的某个时段都会感染人乳头状瘤病毒。对大部分人来说，该病毒不会致病，但却可能导致女性宫颈癌和生殖疣，男性阴茎癌、直肠癌和尖锐湿疣。

对于女性而言，常见的生殖系统疾病是阴道酵母菌导致的阴道炎。酵母菌通常存在于人类皮肤和如口腔和阴道这类潮湿的部位。事实上，据估计20%至50%的健康女性阴道中都存在酵母菌，导致阴道炎的最常见真菌是白色念珠菌。酵母菌性阴道炎的主要表现是瘙痒、灼痛、酸痛、性交痛或排尿痛以及阴道分泌物增多，阴道炎可被传染给男性或女性伴侣。男性酵母菌感染的症状为与患阴道炎的女性性交后阴茎会产生瘙痒和疼痛。阴道炎可以通过外用或口服抗真菌药物进行治疗。

子宫内膜异位症是由子宫内膜进入腹腔或盆腔异位生长引起的。如果子宫内膜组织在月经期间涌出子宫进入腹腔，子宫内膜组织的包块可能黏附于腹部的器官，如膀胱、直肠和肠袢，这些子宫内膜组织和子宫一起每月随着卵巢激素的变化而发生周期性的变化。

子宫内膜异位症主要症状是反复出现盆腔痛，可能是盆腔两侧、下背部和直肠区甚至腿部的轻微疼痛，也可能是严重绞痛或刺痛。但是疼痛程度与子宫内膜异位症的严重程度及分期有较少的关联性。有些女性患有大面积子宫内膜异位症，或者瘢痕性子宫内膜异位症，却无疼痛感或感觉不明显。有些女性只有少量小面积的子宫内膜异位病灶，但是疼痛却很剧烈。

子宫内膜异位症无法治愈，但可以采取两种方法进行干预：治疗疼痛和治疗不孕症。许多女性在停经（自然停经或手术停经）后可以减缓该病的进程。对于育龄女性，子宫内膜异位症只能干预，目的是减缓疼痛，限制病程发展，恢复或保存生育能力。对于具有生育需求的年轻女性，手术治疗的目的是切除子宫内膜组织，保留卵巢，但不破坏正常组织。

盆腔感染由于细菌沿着阴道上行，通过子宫，穿过开口于腹腔的输尿管而引起。盆腔感染也许没有症状，也许会危及生命，因此医生应该根据经验治疗病人，即使病人几乎没有什么症状。大多数病人在门诊就可治愈，只需注射一针头孢菌素加口服多西环素，服用或不服用灭滴灵都可。延迟治疗可能会产生严重后果，导致慢性盆腔痛、异位妊娠和不孕。如果病人怀孕、受艾滋病病毒感染、对口服药物不敏感，或者病情严重，建议住院和注射治疗。

不育被定义为夫妇正常性生活一年后无法怀孕。女性不育是生殖系统疾病，身体不能排卵、怀孕，或者孕期流产。男性不育的原因可能是不产生精子（无精症）、精子过少（少精症）、精子细胞异常或精子在遇到卵子前死亡。长期射精异常也会引起不育。在极少情况下，遗传性疾病（如囊包性纤维症或染色体异常）也会引起男性不育。

男性可能会患附睾炎，即附睾的感染，通常由于细菌从尿道、前列腺或膀胱进入而引起。在年轻异性恋男子中，引起附睾炎的最常见原因是淋病和衣原体感染。在儿童和老年男性中，大肠杆菌和类似感染则更常见。

性腺功能减退是另一种男性生殖系统的疾病，由睾丸不能分泌足够睾酮引起。这种疾病会引起少年肌肉和胡须发育迟缓，身高不足；引起成年男子体毛和胡须稀疏、乳房增大、肌肉减少以及性功能障碍。对于不准备生育的男性，该病通常由睾酮替代疗法治疗，即使用药物贴片或凝胶、注射或药物颗粒穿过皮肤治疗。

▶ **Key to Exercises**

Exercise I

1. T
2. F (It can also affect males and cause penile and anal cancer and genital warts in males.)
3. T

4. F (Endometrial tissue can attach to abdominal organs.)

5. F (Endometriosis cannot be cured, but it can be treated.)

6. F (Surgical treatment can be given to younger women with unfulfilled reproductive potential.)

7. F (Patients should be treated empirically, even if they present few symptoms.)

8. T

9. F (Epididymitis is usually caused by the spread of a bacterial infection from the urethra, prostate, or the bladder.)

10. T

Exercise II

1. C　2. G　3. F　4. J　5. A　6. E　7. I　8. D　9. H　10. B

Exercise III

1. Mother-to-child transmission of HIV is the second leading mode of spread of HIV and causes roughly 600,000 new infections annually.

2. Yeast vaginitis is characterized by itching, burning, soreness, pain during intercourse and/or urination and vaginal discharge.

3. The pain can range from mild to severe cramping or stabbing pain that occurs on both sides of the pelvis, in the lower back and rectal area, and even down the legs.

4. In younger women with unfulfilled reproductive potential, surgical treatment attempts to remove endometrial tissue and preserve the ovaries without damaging normal tissue.

5. In women, infertility is defined as a disorder of the reproductive system that hinders the body's ability to ovulate, conceive or carry an infant to term.

Exercise IV

1. The boy obviously has the reproductive organs of both sexes. Since he is too young to decide which sex he prefers, his parents may have to make

the decision for him. Once the decision is made, surgical procedures will be started to remove the unnecessary organs. His parents may wait for him to grow older to make sensible decisions for himself, but that may induce greater risk for later operations. Therefore, if I were the doctor, I would suggest that his parents take careful considerations and then make the decision on operation.

2. Both the husband and the wife should be checked for the cause of infertility. The wife may have problems with the uterus, ovary, or oviduct. The husband may have problems with sperm cells or ejaculation. In rare cases infertility can be caused by inherited condition.

Medicine in China

▶ **Key to Exercises**

Exercise I

过去五年里，中国每年新生儿数量减少了约 40%。数据显示，2022 年中国（不含港澳台地区）统计出生了 956 万新生儿，相比之下，2020 年为 1200 万，2016 年为 1786 万。专家们表示，新生儿数量的下降是导致 2022 年人口历史性下降的一个主要因素。中国的生育率在 1992 年就已经降至低于人口更替水平（维持人口稳定所需的生育水平）2.1，且此后一直保持在较低水平。官方数据显示，2020 年生育率降至 1.3。

Exercise II

Answer omitted.

Chapter 14

Integumentary System

Pre-Reading Question

"Beauty is only skin deep" means that we cannot judge a person by his/her physical beauty since appearance is superficial. Instead, we should focus on the inner beauty of a person. "Skin deep" is now also used to refer to anything superficial.

The thickness of the epidermis varies in different types of skin. It is the thinnest on the eyelids at 0.05 mm and the thickest on the palms and soles at 1.5 mm. Therefore, the skin is very thin indeed.

Text A Anatomy and Functions of the Integumentary System

▶ Reference Translation

皮肤系统的解剖结构与功能

皮肤覆盖人体的最外层，也是人体与外界相互作用的最主要的部位。作为保护层它与有时恶劣的外部环境相接触，并保持适当的体温使身体正常运行。皮肤从外界环境收集感觉信息，并且在免疫系统中发挥重要作用，保护我们不受疾病的侵害。皮肤包括互相依赖的两层——表皮和真皮，皮下是一层皮下脂肪层，称为皮下组织（图 14-1）。

表皮

表皮是皮肤的最外层，覆盖了几乎整个身体的表面。表皮保护更深、也更厚的真皮层。表皮的厚度因皮肤的类型不同而各异，最薄的皮肤是眼皮，只有 0.05 毫米，最厚的是手掌和脚掌的表皮，厚达 1.5 毫米。表皮不包含任何血管，表皮的细胞通过真皮层的体液扩散获得养分。

表皮由几种具有特定功能的细胞组成。将近 90% 的表皮由角质细胞组成，角质细胞由表皮底层的干细胞分化而来。角质细胞产生并储存角蛋白，角蛋白使角质细胞坚韧、呈鳞状、防水。约 8% 的表皮细胞是黑色素细胞，这是构成表皮的第二大细胞类型。黑色素细胞产生黑色素，保护皮肤免受紫外线和阳光的伤害。朗格汉斯细胞占表皮细胞超过1%，其作用是察觉并抗击试图穿过皮肤进入人体的病原体。梅克尔细胞在表皮细胞中的比例不到1%，但是在触觉功能中起着重要作用，梅克尔细胞在表皮的最底层形成一个盘状物，连接真皮层的神经末梢，可感知轻微的触碰。

身体的大部分表皮分为四层，手掌和脚掌的皮肤比身体其他部位皮肤稍厚，因为这两处还有第五层表皮。

表皮的最底层为基底层，包含可产生其他表皮细胞的干细胞。基底层的细胞包括立方形的角质细胞、黑色素细胞和梅克尔细胞。

基底层之上是棘细胞层，此处分布着朗格汉斯细胞和多层尖刺状的角质细胞。棘细胞层中的棘状突起是细胞突起，称为细胞桥粒，分布于角质细胞之间，连接角质细胞，并抵抗摩擦。

棘细胞层之上是颗粒层，在这里角质细胞开始产生薄片状的蜡质颗粒使皮肤防水。颗粒层的角质细胞离真皮层太远，因此会因为缺乏养分而死亡。

在手足皮肤较厚之处，在颗粒层之上有一层表皮称为透明层，由数层透明的、死亡的角质细胞构成，以保护下面的皮层。

皮肤最外层称为角质层，由许多层扁平的、死亡的角质细胞构成，以保护下面的皮肤。死亡的角质细胞不断从角质层脱落，被更深层的细胞代替。

真皮

真皮位于表皮下的深皮层，主要由不规则致密结缔组织、神经组织、血液和血管组成。真皮比表皮更厚，为皮肤提供力量和弹性。真皮包括两个明显区域：乳头层和网状层。

乳头层是真皮的浅层，与表皮相接。乳头层有许多突向表皮的指状突触，称为真皮乳头。真皮乳头增加真皮的表面面积，包含许多伸向皮肤表层的神经和血管。血液穿过真皮乳头向表皮层的细胞提供营养和氧气。真皮乳头的神经可通过表皮的细胞感知触觉、疼痛和温度。

网状层是真皮的深层，是真皮层较厚实和坚韧的部分。网状层由不规则致密结缔组织构成，包含许多坚韧的胶原和富有弹性的弹性蛋白纤维，弹性蛋白纤维向各个方向延伸，为皮肤提供力量和弹性。网状层也包含供养皮肤细胞的血管以及感知皮肤受到的压力和疼痛的神经组织。

皮下组织

在真皮层之下是一层疏松结缔组织，称为下皮层或皮下组织。皮下组织为皮肤和皮下的肌肉、骨骼提供活动连接，并且储存脂肪。下皮层中的网形结缔组织包含松散排列的弹性纤维和胶原纤维，使皮肤可以伸展，不受底层结构的限制而自由活动。下皮层的脂肪组织以甘油三酯的形式储存能量，同时保持底层肌肉产生的体热。

▶ Key to Exercises

Exercise Ⅰ

1. D　2. A　3. D　4. A　5. B　6. C　7. D　8. C　9. C　10. A

Exercise Ⅱ

1. dermis
2. keratinocytes
3. surface
4. melanocytes

5. melanosomes
6. granules
7. pigment
8. exposure

9. facial
10. Aging

Exercise Ⅲ

1. 皮肤从外界环境收集感觉信息，并且在免疫系统中发挥重要作用，保护我们不受疾病的侵害。

2. 约 8% 的表皮细胞是黑色素细胞，这是构成表皮的第二大细胞类型。

3. 表皮的最底层为基底层，包含可产生其他表皮细胞的干细胞。

4. 真皮乳头增加真皮的表面面积，包含许多伸向皮肤表层的神经和血管。

5. 皮下组织为皮肤和皮下的肌肉、骨骼提供活动连接，并且储存脂肪。

Exercise Ⅳ

The skin consists of three layers. The epidermis is the external layer mainly composed of keratinocytes and melanocytes, Langerhans cells, and Merkel cells. The dermis, the area of supportive connective tissue between the epidermis and the underlying structure, contains sweat glands, hair roots, nervous cells and fibers, blood, and lymph vessels. The hypodermis is the layer of loose connective tissue and fat beneath the dermis.

The skin performs many functions: providing a protective barrier against mechanical, thermal or physical injury and noxious agents; preventing loss of moisture; reducing harmful effects of ultraviolet radiation and sunburn; acting as a sensory organ; helping regulate body temperature; and playing a role in immunological surveillance, to name a few.

Text B Diseases of the Integumentary System and Their Treatment

▶ **Reference Translation**

皮肤系统的疾病与治疗

皮肤是身体最大的器官，是一层坚固的、富有弹性的屏障，覆盖身体，保护肌肉和内部结构。皮肤由外层的起源于外胚层的表皮和下面起源于间液细胞的真皮组成。身体各部分的皮肤结构各有不同，包括其组成成分的厚度以及上皮细胞的特定结构（如毛发、指甲、汗腺和皮脂腺）方面的变化。全身性疾病通常会影响到皮肤。此外，许多疾病也局限于皮肤，皮肤通常会由于辐射、阳光、有毒物质、刺激物、过敏原和病原体等外来刺激而受到损伤。

钱币状皮炎（湿疹性皮炎）经常见于五六十岁多的人，通常伴有明显的皮肤干燥（皮肤干燥症）。男女均可患该病，在温和的气候条件下，该病通常在冬季发生，亚洲人更易患此症。尽管皮肤干燥症是钱币状皮炎的诱因之一，钱币状皮炎病因仍不明确。患者通常会表现出瘙痒的、硬币状的红斑，伴有鳞屑脱落，间或有针头大小的水痘。病患处可能会被擦破或者产生苔藓样变，如皮肤增厚和皮肤瘢痕加重。尽管该病也会累及躯干，但主要发生在四肢。应该教育患者如何护理干燥的皮肤，如使用润肤剂和保湿香皂，避免长时间洗热水澡。局部涂抹皮质醇类软膏可以缓解症状，口服抗组胺剂可以有效缓解瘙痒。如果病情严重，窄谱紫外线 B 光疗、补骨脂素联合紫外线 A 或者短期口服皮质醇类药物都有治疗效果。

出汗障碍的表现是部位较深的、针头大小的水痘，通常出现在手指两侧，偶尔会出现在手掌和脚掌。通常病灶处瘙痒，伴有周围皮肤干燥，指尖和指侧经常会出现裂纹。出汗障碍通常发生于频繁洗手的个体，如医务工作者、餐馆工人和抚育幼儿的母亲。治疗应遵循以下顺序：减少洗手次数，大量使用非处方润肤剂，局部涂抹皮质醇类药膏。

过敏性皮炎（特异反应性皮炎）常见于幼童，但严重病例可持续至成年。该病的发病率约为 15%~23%，超过 80% 的患者病发于 5 岁之前。过敏性皮炎的主要症状包括干燥症、红斑性鳞状斑块、小水疱、脱皮、结硬皮，常常还会伴有脓疱化。若长期抓挠摩擦，会发生色素过度沉着和苔藓样硬化。过敏性皮炎发生部位多为眼眶周围、屈肌处（如颈部、肘前窝和膝后窝），严重病例可累及全身皮肤表面。诊断主要依靠典型的形态学特征、病灶的分布，以及家族和个人特异反应史。治疗包括以下几点：1）非处方润肤剂；2）局部涂抹皮质醇类药膏或局部使用磷酸酶抑制剂。美国食品药品监督管理局曾警告，磷酸酶抑制剂可能会引发恶性疾病，因此持续长期使用时需慎重；3）口服抗组胺剂；4）窄谱紫外线 B 光疗；5）补骨脂素联合紫外线 A。对于顽固病例，口服强的松、环孢霉素和霉酚酸酯十分有效。

脂溢性皮炎是一种常见的皮肤病，表现为红斑块，并伴有细小油腻的鳞屑，通常发生在颧骨、前额正中、胸部正中和头皮，常见于艾滋病病毒感染的患者。该病的诊断主要依靠临床表现。局部使用皮质类固醇可迅速消除炎症。根据需要一日两次局部涂抹酮康唑霜是安全的长期治疗方法。

过敏性接触性皮炎和刺激物接触性皮炎由外源性因素引起。过敏性接触性皮炎是对外源性过敏原的迟发型超敏反应，而刺激物接触性皮炎是对刺激物的非特异性毒性反应。在这两种疾病中，病灶出现在暴露部位，但在严重病例中，未暴露的皮肤也可能会发生轻微病变。过敏性接触性皮炎表现为瘙痒的红斑丘疹及随后出现的水疱，脱屑后病变减轻，肤色深的患者可能会出现炎症后色素沉着。刺激物接触性皮炎在形态学上的表现与过敏性接触性皮炎类似，但通常伴有灼痛而不是瘙痒，患者经常会有炎症后色素沉着。治疗手段包括识别和移除过敏原和对症治疗，如局部使用皮质类固醇和口服抗组胺药物。

无论是哪种类型的皮肤病，治疗目标都是用毒性最小、针对性最强的方式改善皮肤状况。因为许多治疗方法和药物都可以直接用于皮肤，治疗皮肤病多选择局部用药。但是，很多疾病需要全身性治疗，尤其是在病变面积较大或者局部治疗无效的情况下。治疗可通过改善皮肤的屏障作用、去除鳞屑、减轻皮肤炎症、改变血供、抗菌或者干预增生的细胞而见效。

▶ Key to Exercises

Exercise I

1. T
2. F (Not because the skin is the largest organ, but because it is the outer cover of the body and interacts with the external environment.)
3. T
4. F (Minimizing hand washing can relieve dyshidrosis.)
5. T
6. T
7. T
8. F (Seborrheic dermatitis is common in patients with HIV infection, but this does not necessarily mean that patients with HIV infection will suffer from seborrheic dermatitis.)
9. T
10. T

Exercise II

1. C 2. I 3. J 4. B 5. F 6. G 7. H 8. E 9. D 10. A

Exercise Ⅲ

1. The skin, which is the largest organ in the body, is a tough, resilient barrier that covers the body and shields the muscle compartment and internal structures.

2. Diagnosis is made by the typical morphologic features and by the distribution of the lesions, as well as by a family and personal history of atopy.

3. Allergic contact dermatitis is a delayed hypersensitivity response to external allergens, whereas irritant contact dermatitis is a nonspecific toxic response to contact irritants.

4. Irritant contact dermatitis manifests with lesions morphologically similar to those of allergic contact dermatitis, but usually associated with a burning sensation rather than with pruritus.

5. However, many diseases require systemic therapies, particularly when patients have widespread involvement of the skin or a disease that cannot be improved with topical therapy.

Exercise Ⅳ

1. If the lesion is progressive or shows no sign of healing, I may go to see a doctor.

2. The man may suffer from dyshidrosis. Treatment may include minimizing of hand washing, liberal use of over-the-counter emollients, and topical corticosteroid ointments.

Medicine in China

▶ Key to Exercises

Exercise Ⅰ

当外貌焦虑变得严重时，可能会演变成心理障碍，甚至是躯体变形障碍。这种精神 – 心理疾病可引发抑郁和焦虑。在严重的情况下，患者可能会退出社交，甚至可能有自杀的想法或行为。

Exercise Ⅱ

Answer omitted.

Chapter 15

Special Senses ◀

Pre-Reading Question

The phrase "see no further than one's nose" has two meanings. It is generally used to describe a person who is short-sighted, who lacks insight or foresight. In some cases, it is used to describe somebody who suffers from myopia（近视）.

Text A   Structure and Functions of Special Senses

▶ Reference Translation

感觉系统的解剖结构与功能

特殊感官包括嗅觉、味觉、视觉和听觉。

嗅觉

嗅觉器官位于鼻腔顶部的黏膜中。嗅觉上皮从鼻腔顶部沿鼻腔两侧向下延伸，从侧面覆盖大部分上鼻甲，在中部覆盖鼻中隔1厘米。嗅觉上皮的神经细胞对各种气味非常敏感，嗅觉细胞元不断由嗅觉上皮的基底细胞产生，并不断在正常的磨损过程中死亡。

嗅觉神经元将轴突投射到脑部的嗅觉神经，这些神经纤维通过筛状板的小孔传到脑部的嗅球，嗅球再将嗅觉信息传递给嗅觉皮质和其他区域。嗅觉受体的神经元聚集在嗅球外层的嗅小球内。位于嗅球内层的僧帽细胞与嗅小球内部的感觉神经元的轴突形成突触，将气味信息传递给嗅觉系统的其他部位（图15-1）。

味觉

味觉的感觉器官是味蕾，是复层鳞状上皮中苍白的卵圆形结构。味蕾分布于舌、软腭、咽、喉、会厌、悬雍垂和食管上部的三分之一处。味蕾包含神经上皮细胞和支持细胞，每个味蕾中央大约有4~20个受体细胞，每个受体细胞的顶部变为微绒毛，可增加受体面积，伸入味觉小孔。受体细胞随着年龄的增长而减少。

尽管人类可以尝到许多种物质，但是只能分辨四种基本味道：酸、咸、甜、苦。

大多数味觉受体可以对所有四种味道作出反应，但是对其中一、两种味道优先作出反应。

视觉

视觉器官是眼睛，附属结构包括眼睑、泪腺和眼外肌（图15-2）。眼睛由四个功能性部件组成：保护膜、滋养的不透光层、屈光系统和接受整合层。保护层是指坚固、不透明的巩膜，它覆盖于眼球后部，占眼球的六分之五，与包围视觉细胞的硬脑膜相连。前部六分之一的眼球被透明的角膜覆盖，属于屈光系统。滋养层由血管脉络膜组成，为视网膜提供养分，并吸收光线。滋养层相当于神经系统的软膜蛛网膜层，在眼球前面，这一层变成睫状体和虹膜。

虹膜止于瞳孔。屈光系统包括角膜、晶状体、眼球前房的房水以及玻璃体。屈光系统帮助在视网膜上聚焦产生物像。入眼的光线在空气与角膜接触面产生最大程度的折射。

晶状体由睫状体的悬韧带支撑，睫状肌的功能是改变晶状体的形状，从而使焦点变化。睫状肌由副交感神经系统提供支持。

进入眼睛的光线由瞳孔的大小进行调节，瞳孔的大小由虹膜的收缩平滑肌和扩张平滑肌控制，收缩肌由副交感神经系统提供支持，扩张肌由交感神经系统提供支持。

视网膜为眼睛的接受整合层，视网膜受体为柱状和锥状细胞。柱状细胞的数量是锥状细胞数量的约20倍，两者在视网膜上分布不同。柱状细胞对外围视觉和光线较暗时发挥最大功能，而锥状细胞在中央视觉、光线明亮时和辨别颜色中发挥功能。柱状细胞和锥状细胞的外部分别包含各自的视觉色素，即视紫红质和视紫蓝质。

听觉

声波以压缩压力波的形式穿过耳道，这些压力波引起鼓膜以及与鼓膜相接的各种结构的偏移。这种结构的一部分与内耳相连，类似于产生一种向外的偏移，来对向内的压力作出反应。

内耳是一个贝壳形的螺旋结构，里面两个小室被螺旋状薄膈膜隔开。任何听觉信号频率都会在内耳的某个部位产生机械振动，这样，内耳起着声谱分析器的作用，由不同的机械敏感性受体辨别特定的音频。中枢神经系统接收这些信号，并将其处理成为可识别的模式。

半规管是三个充满液体的环状结构，其绒毛对液体的流动非常敏感。半规管可以感觉到旋转加速运动，因此有助于保持平衡。三个半规管互相垂直，可提供三维空间的信息。

▶ Key to Exercises

Exercise Ⅰ

1. C　2. B　3. A　4. D　5. D　6. B　7. A　8. A　9. C　10. C

Exercise Ⅱ

The olfaction system: glomeruli, mitral cells, olfactory bulb, olfactory epithelium, superior concha

The taste system: epiglottis, esophagus, larynx, pharynx, soft palate, uvula

Exercise Ⅲ

1. sensitivity　2. impairment　3. insensitivity　4. severity　5. increase

6. Deafness　7. presence　8. loudest　9. complete　10. production

Exercise Ⅳ

1. 嗅觉细胞元不断由嗅觉上皮的基底细胞产生，并不断在正常的磨损过程中死亡。

2. 这些神经纤维通过筛状板的小孔传到脑部的嗅球，嗅球再将嗅觉信息传递给嗅觉皮质和其他区域。

3. 晶状体由睫状体的悬韧带支撑，睫状肌的功能是改变晶状体的形状，从而使焦点变化。

4. 这种结构的一部分与内耳相连，作为对向内的压力的反应，类似于产生一种向外的偏移。

5. 半规管可以感觉到旋转加速运动，因此有助于保持平衡。

Exercise Ⅴ

The eye has four functional components: a protective coat, a nourishing lightproof coat, a dioptric system, and a receptive integrating layer. The protective coat is the sclera, which is continuous with the dura matter around the optic nerve. The nourishing coat is made up of the vascular choroid, which supplies nutrients to the retina and acts as a light-absorbing layer. It corresponds to the pia-arachnoid layer of the nervous system. The dioptric system includes the cornea, the lens, the aqueous humor within the anterior eye chamber, and the vitreous body. The receptive integrating layer is the retina.

Text B Diseases of Special Senses and Their Treatment

▶ **Reference Translation**

感觉系统的疾病与治疗

白内障

白内障是导致失明和视力丧失的首要原因，大多数白内障都是由于年龄增长引起晶状体核发生进行性变黄以及晶状体皮质水合，长时间暴露于紫外线辐射也是导致白内障的主要原因之一。外科手术摘除病灶可以改善视力，但是尚无有效的药物治疗方法。

几乎所有 50 岁以上的白内障患者都表现出某种程度的晶状体退行性改变。视觉障碍取决于晶状体病变的程度以及病人对视觉的要求，因此，从医学角度讲白内障摘除术很少有适应症。成熟、肿胀的白内障可能会引起前房角狭窄而导致青光眼。过度成熟、液体化的白内障可能会使晶状体蛋白逸出，从而导致葡萄膜炎。在大多数病例中，选择性白内障摘除术可以恢复视力。大部分病例都不是急症，那些没有失明却被告知需要白内障手术的病人应该注意这一点。

先天性白内障可能与代谢疾病有关，也可能由子宫内的 TORCH 感染引起或是由家族遗传的。创伤性白内障由晶状体刺伤导致的水合而引发。一些白内障可能表现出颜色和部位方面的特征，如威尔逊氏病引起的向日葵白内障以及全身使用皮质内固醇而引起的后囊下白内障。

在发达国家，白内障摘除连同眼内晶状体移植已经可以成功进行。可能的并发症包括黄斑囊样水肿、散光、视网膜脱落和眼内炎。目前的手术方式是在局部麻醉下进行微小的自我愈合的切口，术后视力恢复良好。

嗅觉和味觉障碍

嗅觉和味觉关系非常紧密。一些人去看医生，认为自己失去了味觉，但惊讶地得知自己患的却是嗅觉障碍。

最常见的味觉障碍是幻味觉，也就是说，尽管嘴里什么都没有，但是却有一种长久的、经常是令人不快的味道。我们品尝甜、酸、苦、咸或鲜味的能力也可能会下降，这被称为味觉下降。一些人察觉不到任何味道，这种情况被称为味觉丧失。

但是真正失去味觉却很少见，大多数情况下，人们是嗅觉丧失而不是味觉丧失。

在发生其他化学感觉障碍时，一种气味、味道或者香味可能会失真。味觉障碍就是口腔里长时间感觉有污秽的、咸的、腐臭的或者金属的味道。味觉障碍有时会伴有口腔烧灼综合征，即口腔灼痛感。尽管任何人都有患口腔烧灼综合征的可能，但是此综合征常见于中老年妇女。

味觉和嗅觉丧失可能会引起严重健康后果，味觉障碍会影响消化，因为味觉刺激可以改变唾液和胰液分泌、胃收缩以及肠蠕动。嗅觉也影响食物的摄入，因为人们品尝到的味道源于摄入和咀嚼食物时的嗅觉刺激。无法察觉有毒味道和气味可能会导致食物或气体中毒，尤其是老年人。在极端情况下，化学感觉障碍会导致严重的紧张、厌食和抑郁。

引起嗅觉丧失的最常见原因是局部梗阻性疾病、病毒感染、头部创伤和正常衰老。病人可能会因慢性过敏和鼻窦炎丧失嗅觉，也可能会由于治疗上述疾病使用鼻腔喷雾剂和滴剂而丧失嗅觉。味觉丧失的最常见原因是病毒感染和服用药物，尤其是抗风湿和抗恶性细胞增生的药物。由于维生素和矿物质缺乏，尤其是锌缺乏而导致的营养不良的病人也可能会发生嗅觉和味觉障碍。病毒性疾病如流感和病毒性肝炎会导致嗅觉和味觉同时出现障碍。多灶性神经性疾病，如多发性硬化可能会累及各层次的中枢嗅觉和味觉通道，因此，此类病人易有嗅觉和味觉异常。

嗅觉障碍的治疗目的是打开空气通道，同时保存嗅觉上皮。鼻内用类固醇、抗生素和过敏疗法都可酌情选用。

听力丧失

听力丧失（即耳聋）可能在出生时出现（先天性）或者出生以后出现（后天性）。先天性听力丧失和后天性听力丧失的区别仅在于其发病时间不同，而不能说明听力丧失是否由遗传因素引起。

后天性听力丧失可能是遗传性或非遗传性，比如可为遗传性听力丧失延迟发病的表现，也可由噪声或其他原因引起的耳损伤造成。

先天性听力丧失也可能是遗传性或非遗传性，比如可能与白斑病有关，由一种称为瓦登伯格综合征的遗传性疾病引起。事实上，超过半数的先天性听觉丧失是遗传性的，或者是母亲在孕期的某种病情或感染（如风疹病毒）所致。

听力丧失的症状包括轻微的高频听力丧失、听力丧失伴耳鸣以及完全丧失听力。症状可能会由于病因不同而逐渐发展。

遭受听力丧失的人可能会避免与人交谈，或将收音机或电视机的音量调高，或不断让别人重复说过的话。

听力丧失的治疗取决于病因。例如，可以去除耳垢，药物治疗耳内感染。可用药物治疗引起耳内发炎的疾病，避免使用对耳有毒性的药物，偶尔还可以通过外科手术方式进行治疗。

▶ **Key to Exercises**

Exercise I

1. F (There is no known medication for cataract yet.)

2. T

3. F (Most cases are not urgent and thus do not need cataract extraction.)

4. T

5. T

6. F (In extreme cases loss of taste may lead to anorexia.)

7. T

8. F (Acquired deafness may or may not be inherited.)

9. T

10. T

Exercise II

1. E   2. A   3. F   4. G   5. J   6. B   7. D   8. H   9. C   10. I

Exercise III

1. The great majority of cases represent normal aging changes in which progressive yellowing of the lens nucleus and hydration of the lens cortex are seen.

2. Congenital cataracts may be associated with metabolic disease, result from intrauterine TORCH infections, or be familial.

3. Smell also contributes to the ingestion of food because much of what is tasted derives from olfactory stimulation during ingestion and chewing.

4. The distinction between acquired and congenital deafness specifies only the time when the deafness appears.

5. People who are experiencing hearing loss may refrain from taking part in conversations, may turn the volume up high on the radio or TV, and may frequently ask others to repeat what they have said.

Exercise IV

1. Some loss of taste and smell is natural with aging, especially after age 60. However, loss of taste and smell can also be attributable to various other factors, including nasal and sinus problems, certain medications, tooth decay or poor dental hygiene, cigarette smoking, head or facial injury, Alzheimer's disease, and Parkinson's disease.

    Loss of taste and smell can have a significant impact on the quality of life, often leading to decreased appetite and poor nutrition. Sometimes loss of taste and smell contributes to depression. Loss of taste and smell also might tempt one to use excess salt or sugar in food to enhance the taste—which could be a problem if the person has high blood pressure or diabetes.

    If one is experiencing loss of taste and smell, he/she should consult a doctor as soon as possible. Although people cannot reverse age-related loss of taste and smell, some causes of impaired taste and smell are treatable. For example, the doctor might adjust his/her medications if they are contributing to the problem. Many nasal and sinus conditions can be treated with medications or outpatient procedures. If one smokes, quitting can help restore the sense of taste and smell.

    If necessary, the doctor might recommend consulting an allergist, an otolaryngologist, a neurologist or other specialists.

2. Listening to music at low volume levels may not cause tinnitus. However, we need to define what we regard as "low volume levels". In a society addicted to loud music, our definition of "low" volume may be much higher than the commonly-accepted safe levels. "Low levels" of sound means that all sounds (including all peaks in the music you are listening to) should measure less than 80 dB. The average sound level should be no more than the same level as people's talking—namely in the range of 50 to 70 dB or

so. If we keep what we are listening to beyond that range, it will negatively affect our tinnitus. Theoretically, whether we wear earbuds/earphones or listen via loudspeakers will not make any difference if we keep the volume to a low level as defined above.

Medicine in China

▶ Key to Exercises

Exercise I

其后历代中医日益推崇耳廓按摩保健，以健身强体、防病祛病、延年益寿。在养生保健实践中还总结出"耳常按""耳宜常弹"等耳廓保健谚语。倡导养生的道家也对耳廓按摩保健十分重视。中医及道家典籍多有基于对耳廓与人体及其脏腑等朴素认知而创编、习用、传承的多种传统耳廓保健方法。

Exercise II

Answer omitted.